Carl-Auer

*Einen herzlichen Dank an meine
liebe Tochter Juliette,
die mich besonders bei diesem Buch
geduldig und ausdauernd mit ihrer
wertvollen Hilfe begleitet hat.*

Daniel Wilk

Innehalten und Verweilen

Geschichten, die Veränderungen ermöglichen

Zweite Auflage, 2022

Umschlaggestaltung: Uwe Göbel
Umschlagfoto: Daniel Wilk
Satz: Drißner-Design u. DTP, Meßstetten
Printed in Germany
Druck und Bindung: CPI books GmbH, Leck

MIX
Papier aus verantwortungsvollen Quellen
FSC® C083411

klimaneutral
Mehr Bäume. Weniger CO_2

Zweite Auflage, 2022
ISBN 978-3-8497-0045-4 (Printausgabe)
ISBN 978-3-8497-8353-2 (ePub)

Eine frühere Ausgabe dieses Buches erschien im Juni Verlag, Breisach.

Bibliografische Information der Deutschen Nationalbibliothek:
Die Deutsche Nationalbibliothek verzeichnet diese Publikation in der Deutschen Nationalbibliografie; detaillierte bibliografische Daten sind im Internet über http://dnb.d-nb.de abrufbar.

Informationen zu unserem gesamten Programm, unseren Autoren und zum Verlag finden Sie unter: **https://www.carl-auer.de/**
Wenn Sie Interesse an unseren monatlichen Nachrichten haben, können Sie dort auch den Newsletter abonnieren.

Carl-Auer Verlag GmbH
Vangerowstraße 14 • 69115 Heidelberg
Tel. +49 6221 6438-0 • Fax +49 6221 6438-22
info@carl-auer.de

Inhalt

Einführung

Früher waren es Märchen oder Lebensgeschichten, die von mehr oder weniger begabten Mitmenschen erzählt wurden. Wenn sie gut waren, konnten sie bei ihren Zuhörern intensive Bilder und Gefühle hervorrufen. Das Gefühl für die Zeit ging verloren. Sorgen und Schmerzen wurden unwesentlich. Oft gingen die Zuhörer am Ende bereichert und dankbar davon. Die Geschichten konnten von positiv erlebten, entspannenden Inhalten handeln oder von negativ bewerteten, Anspannung auslösenden Inhalten. Beides wirkte fesselnd.

Heutzutage wurde die Funktion der Erzähler zum Teil von Büchern und dem Fernsehen oder Kino übernommen. Allerdings verlangen diese Medien mehr körperliche Anstrengung, als das rein passive Zuhören und Auf-sich-wirken-Lassen, das bei einer Erzählung erlebt wird, zumal wenn in liegender Position mit geschlossenen Augen in einer gelösten Haltung zugehört wird. Außerdem lassen zumindest Fernsehen und Kino der Fantasie weniger Raum, was den Erlebnissen viel von ihrer Individualität nimmt.

In diesem Buch finden Sie eine Sammlung von Geschichten. Sie sollen den Zuhörenden oder Lesenden einen Weg zur Kreativität ihrer eigenen Vorstellungskraft erschließen. Von einem Spaziergang in der Natur oder einer ruhigen Betrachtung einer Pflanze oder von einem fantastischen Traum kann eine außergewöhnliche Wirkung ausgehen. Durch die Erfahrung, dass es innerlich unendliche Freiheit gibt, dass scheinbar unüberwindbare Grenzen dort nicht existieren, wird der Bewegungsspielraum in der Fantasie und dadurch auch in »der Realität« ganz erheblich erweitert.

Wir setzen uns selbst Grenzen, indem wir davon ausgehen, dass unsere Fähigkeiten beschränkt sind. Das ist ohne Zweifel eine sinnvolle Reduktion unserer Strebungen, indem wir unsere Energien nicht auf unerreichbare Illusionen vergeuden. Allerdings verarmen wir uns unnötig, wenn wir uns zu viele Fähigkeiten aberkennen. Eine Zielsetzung dieser Geschichten ist es deshalb, einige Begrenzungen zunächst in der Vorstellung fallen zu lassen. Es wird mehr vorstellbar, die eigene Kreativität kann sich ausdehnen. Bei häufiger Beschäftigung damit wird auch das Verhalten in der realen Außenwelt weniger begrenzt. Der Wanderer in der Innenwelt lernt, dass die vorher als starr erlebte

Realität flexibel wird und sich allmählich zu einer neuen Wirklichkeit wandelt, die es ihm gestattet, mit neuem Selbstbewusstsein und mehr Selbstsicherheit die eigenen Fähigkeiten zu entdecken, auszuprobieren und zu leben.

Noch bevor diese Wirkungen sich in der Alltagswelt ausdrücken, sind auf körperlicher Ebene bald konkrete Veränderungen deutlich spürbar. Während der Beschäftigung mit beruhigenden Vorstellungen schaltet der Köper auf Ruhe um. Die Folge ist eine generelle Stressreduktion und alle daraus folgenden gesunden Wirkungen.

In **Teil 1** finden Sie **Gedanken zum Hintergrund** der Geschichten. Durch die Beschäftigung mit den Inhalten können eigene Grenzen hinterfragt und erweitert werden. Anwendungsmöglichkeiten werden angesprochen und der Aufbau der Texte dargestellt. In **Teil 2** finden Sie solche Geschichten, die in erster Linie eine **angestrebte Distanz vom Alltag** mit spielerischen Fantasievorstellungen verbinden. In **Teil 3** haben die Geschichten einen stärkeren **therapeutischen Anspruch**. Das soll heißen, dass hier die kreativen Selbstheilungskräfte direkter angesprochen werden. Dadurch sollen die schützenden und die heilenden Kräfte des Körpers angeregt werden. Innerhalb von 2 und 3 sind die Geschichten noch einmal verschiedenen Themen zugeordnet, die sich schwerpunktmäßig in den Schilderungen wiederfinden.

Teil 1: Einige Gedanken zum Hintergrund

Für wen ist dieses Buch gedacht?

Grundsätzlich ist dieses Buch für jeden gedacht, der Interesse daran hat, seine eigenen Grenzen zu hinterfragen und zu erweitern. Gemeint ist nicht ein Streben nach mehr Leistung oder höheren finanziellen Erträgen. Die Beispiele von Menschen auf der ganzen Welt, aber auch die eigenen Erfahrungen zeigen, dass Lebensqualität nicht nur vom finanziellen Status abhängt. Sobald gewisse Grundbedürfnisse erfüllt sind, wird es viel wichtiger, was der Einzelne mit sich selbst, mit seinen eigenen Möglichkeiten anfangen kann. Wenn er sich immer an den Werten anderer orientiert, wird er kaum zur Ruhe kommen. Das Erkennen und Hinterfragen der eigenen Wertvorstellungen, die Erweiterung der Wahrnehmung seiner selbst und seiner Umgebung sowie der möglichst tolerante, vielleicht sogar liebevolle Umgang mit sich und allem anderen ist erstrebenswert und findet sich in vielen Formulierungen dieser Geschichten wieder.

Alle Leser, die Erfahrung haben im Umgang mit tiefen Entspannungszuständen, können die hier enthaltenen Geschichten als Anleitung nutzen, ihr Erleben in der Ruhe zu vertiefen oder zu erweitern. Psychotherapeuten, insbesondere Hypnotherapeuten und Leiter von Entspannungskursen, können die Ideen in diesem Buch auch mit anderen Menschen einsetzen. Sei es zum Entspannen, zur Wahrnehmungserweiterung oder als therapeutisches Hilfsmittel. Wenn Sie allerdings keine Erfahrung im Umgang mit derartigen Geschichten haben, sollten Sie damit auch nicht bei anderen Menschen experimentieren. Sie können anderen Menschen trotz bester Absichten schaden, wenn Sie versuchen, Veränderungen hervorzurufen, deren Qualität und Intensität dann vielleicht anders verläuft, als Sie es beabsichtigt haben.

Für sich selbst können Sie dieses Buch auch nutzen, indem Sie sich die Geschichten von jemandem **vorlesen lassen**. Dieser Jemand sollte eine Stimme haben, die beruhigend auf Sie wirkt. Dabei liegen Sie vielleicht auf dem Rücken. Mit geschlossenen Augen werden Sie weniger von Ihrer sichtbaren Umgebung abgelenkt.

Wenn Sie die Texte **selbst lesen**, formulieren Sie sie nicht laut und lesen Sie möglichst langsam. Versuchen Sie die einzelnen Sätze in sich einfließen und sich in Ihrem Empfinden ausbreiten zu lassen.

Achten Sie eher beiläufig auf die Gefühle und Gedanken, die in Ihnen ausgelöst werden. Jedes Mal, wenn eine kleine Pause von wenigen Sekunden eingelegt werden kann, ist das durch Punkte hinter den Worten angezeigt. Leere Zeilen stehen für längere Pausen. Sie können die Texte für den Eigengebrauch auch **aufnehmen** und sie so sprechen, dass es Ihnen ein gutes Gefühl vermittelt.

Geschichten – was ist das?

Zunächst einmal können wir **Spaß daran haben**, an etwas Wünschenswertes, Heiteres oder sonst wie Positives zu denken, ohne jeden weiteren Zweck. Dadurch lösen sich Spannungen in uns. Die Stimmung wird freudiger und friedlicher. Wir erleben die Vorgänge im Körper und unsere Gedanken, Gefühle und Wünsche bewusster. Wir erholen uns dabei und fühlen uns hinterher frischer und aktiver.

Das Erzählte kann Sie **an die Märchen in Ihrer Kindheit erinnern**: In Geborgenheit saßen Sie vielleicht zu Füßen Ihrer Großmutter und lauschten ihren Worten. Die Erzählung entstand als Bilderabfolge vor Ihrem inneren Auge. Von Ihrer Umgebung nahmen Sie nur wenig wahr. Ihre Aufmerksamkeit war auf die Geschichte konzentriert. In diesen Momenten (er)lebten Sie Teile der Erzählungen. Auch hinterher, nachdem die Großmutter geendet hatte, war nicht alles aus Ihrem Bewusstsein verschwunden. Und schon gar nicht aus dem Unterbewussten. Fallen Ihnen nicht sogar heute noch so manche Erzählung, manches Bild oder eine mit dem Erzählten verknüpfte Lehre von damals ein?

Diese Märchen enthalten mehr oder weniger verborgene Botschaften, die den Umgang mit der eigenen Welt und den in ihr enthaltenen Herausforderungen und Problemen erleichtern sollen. Geschichten wurden schon immer genutzt, um Lebensweisheiten und Werte zu vermitteln. Eltern, Erzieher und Lehrer erzählen ihren Kindern Vergleiche, wenn sie etwas Wichtiges erklären wollen. Die Kirche arbeitet mit Gleichnissen. Lebensweisheiten und Erfahrungen werden so vermittelt.

Je nach Begabung und eigenen Interessen nutzen die Erzähler in diesen Vergleichen bildhafte Vorstellungen. Die Aufmerksamkeit der Zuhörer kann durch solche Schilderungen »gefesselt« werden. »Gebannt« hören sie zu. Dem unbeteiligten Zuschauer kann diese Wirkung schon auch unheimlich, ja beängstigend erscheinen.

Nicht nur Kinder sind faszinierte Zuhörer (oder Zuschauer – auch gespielte Bilder können Botschaften beinhalten, die dem Bewussten verborgen sind, das Unbewusste aber fesseln). Als Erwachsene lauschen wir den unterschiedlichsten Geschichten. Dazu zählen auch die Nachrichten, Auslandsberichte oder sachliche Abhandlungen. Obwohl wir solchen Geschichten leicht eine Beteiligung der Fantasie absprechen möchten, sind sie nicht so beschränkt auf die Sache, wie wir gerne glauben, noch nehmen wir sie ohne Beteiligung unserer Gefühls- und Bilderwelt auf. Selbst besonders gute wissenschaftliche Vorträge sind nicht rein sachlich, sondern sprechen den Zuhörer direkt an, beteiligen ihn über seine Erlebniswelt. Deshalb entdecken einige der »nüchternen« Wissenschaftler farbige Projektionen zur Unterstützung ihrer (angeblich) an das Bewusstsein gerichteten (scheinbar) harten Fakten. Besonders begabte Erzähler fesseln die Aufmerksamkeit allein durch ihre Worte, durch deren Inhalte und durch die Art, wie sie diese Worte sprechen, also auch ihre Sprachmelodie und vielleicht auch noch durch anderes, das sie mehr oder weniger bewusst produzieren. Was sprechen bestimmte Bildberichte in uns an, wenn sie uns »wie gebannt« auf den Bildschirm schauen lassen? Die Politik ist das Spielfeld der begabtesten unserer Mitmenschen, wenn es darum geht, mit Worten unsere Überzeugungen zu beeinflussen. Diese Worte täuschen oft Sachlichkeit vor, bekommen ihre Wirkung aber durch die Gefühle, die sie in uns hervorrufen. So kommt es, dass sich der Verstand wundert, wie manche Politiker immer wieder gewählt werden, wo doch ihre Taten ganz andere sind, als sie durch ihre Worte versprochen haben.

Was geschieht eigentlich in uns beim Lesen, Hören oder Sehen von Geschichten? Warum hören wir bestimmten Menschen besonders gerne zu, auch wenn sie nichts »Wichtiges« erzählen?

Die Wirkung des Erzählten findet in uns statt. Einige Worte können starke Reaktionen in uns hervorrufen. Jede Erzählung fesselt umso mehr, je besser es ihr gelingt, in uns eine Beteiligung hervorzurufen. Sie wird Teil von uns, indem sie sich in unser Erleben einfügt.

Aber auch ohne weitere Einwirkung von außen produzieren wir selbst unsere eigenen Filme. Jede Nacht erleben wir Realitäten, die denen des Tages ähnlich, aber auch ganz anders sein können.

Es ist wie das Überschreiten einer unsichtbaren Schwelle. Wenn Sie Ihre Augen schließen, und sich mehr und mehr auf das einlassen, das dann vor Ihren inneren Augen entsteht, können Sie eine reiche Innenwelt entdecken. Sie betreten diese andere, meist unbewusste Seite Ihres *Da-Seins* jede Nacht, aber auch tagsüber immer mal wieder, oft ohne es bewusst zu merken und selten absichtlich. Häufig mit offenen Augen.

Die nächtlichen Wahrnehmungen unserer Ausflüge in uns selbst bezeichnen wir als Träume. Meist sind sie gar nicht oder nur in Spuren am nächsten Tag in unserer bewussten Erinnerung. Sehr häufig, sogar auch wenn wir wach sind, beeinflussen sie unsere Stimmungen und unser Wohlbefinden am nächsten Tag. Wir können uns dem Zusammenhang zwischen nächtlichen Trauminhalten und täglichem Fühlen und Verhalten annähern, indem wir die bewusste Erinnerung der nächtlichen Erlebnisse trainieren. Ein Weg dorthin ist das sofortige Erinnern der Träume nach dem Aufwachen. Noch wirksamer ist es, die Erinnerungen gleich zu notieren. Selbst deutliche Träume sind oft schon wenige Minuten nach dem Aufwachen im Vergessen versunken, wenn sie nicht gleich bewusst festgehalten werden. Durch diesen bewussten Umgang mit den nächtlichen Erlebnissen wird ein Einfluss auf Inhalte und Verlauf von Träumen in einem gewissen Umfang möglich. Was aber noch bedeutsamer ist: Die Träume beeinflussen uns dann nicht mehr nur unbewusst, sondern durch die Wahrnehmung der Trauminhalte und ihres Einflusses auf unser Selbstwertgefühl, auf unsere Ängste, unser Streben nach Sicherheit, unsere Vorliebe für manche Menschen, unsere Sehnsüchte usw. können wir bewusst steuernd eingreifen. Zudem werden uns Erkenntnisse zugänglich, die in unserem Unbewussten gereift sind und unserem Bewusstsein durch unsere Träume zugänglich gemacht werden. Eine Fortentwicklung der ganzen Persönlichkeit und eine reichere Wahrnehmung sind die Folge.

Tagsüber treten wir bei verschiedenen Gelegenheiten in eine ähnliche Traumwelt ein. Sie beinhaltet vom Realitätsdenken abgehobene Fantasien, denen sehr weltfremde Elemente beigemischt sein können. Wenn Sie gerade einen Moment Zeit haben oder es Ihnen langweilig ist, dann »verschwindet« Ihr Bewusstsein oft in eine Erinnerung oder in eine (meist) schöne Vorstellung. Dabei können Sie diesen Zustand als eine parallele Wahrnehmung erleben, die deutlich getrennt von der Realität ist, oder aber auch vollständig von ihr absorbiert sein. Im ersten Fall können Sie jederzeit bewusst sich mehr der einen oder der anderen Welt zuwenden. Im zweiten Fall »weckt« Ihr Nachbar Sie oder vielleicht auch das Klatschen der Zuhörer in dem Konzertsaal, in dem Sie sitzen.

Manchmal rufen wir solche Ausflüge hervor, indem wir uns an ein Erlebnis ganz bewusst erinnern oder indem wir etwas planen, wie beispielsweise einen Urlaub, und uns Details dieses in der Zukunft liegenden Ereignisses bildlich vorstellen.

Wenn Sie sich von der Außenwelt abwenden und in Ihrer Innenwelt leben, dann ist das eine Veränderung Ihres *Bewusst-Seins*. Wenn

Sie überwiegend Ihre reale, momentane Umgebung wahrnehmen, dann sind Ihnen andere Bedingungen bewusst, als wenn Sie schlafen oder wenn im wachen Zustand die Vorstellung von einer wohlriechenden, saftigen Pizza in Venedig auf dem Markusplatz das Wasser in Ihrem Mund zusammenlaufen lässt, während Sie in der warmen Sonne sitzen, sich bequem zurücklehnen und sich tief hineinsinken lassen in den Stuhl, der auf warmen Pflastersteinen steht, umgeben von einer faszinierenden Atmosphäre, zwischen gurrenden Tauben und freundlichen, sorglosen Menschen.

Geschichten fördern Veränderungen

Durch Geschichten entstehen Empfindungen. Je nachdem wie eindrucksvoll erzählt wird, beteiligen sich Repräsentationen unserer Sinne. Wenn ein Baum beschrieben wird, sehen wir wahrscheinlich Äste, einen Stamm, vielleicht auch grüne Blätter und eine Umgebung, in der der Baum stehen könnte. Vielleicht sehen wir auch, wie der Wind die Äste und Blätter bewegt. Dazu kann das Geräusch kommen, das die Blätter hervorrufen, wenn sie, vom Wind bewegt, miteinander »flüstern«. Die Rinde des Stammes können Sie in Ihrer Handfläche spüren, vielleicht auch das weiche Moos, das an einigen Stellen wächst. Dieses Moos hat einen typischen Geruch, der Ihnen ebenfalls in den Sinn kommen kann. Und schließlich kann auch Ihr Geschmack beteiligt werden, wenn es vielleicht um einen Walnussbaum geht, dessen Nüsse einen ganz bestimmten Geschmack auf Ihrer Zunge hervorrufen und sogar auch ein ganz typisches Kaugefühl vermitteln.

Diese Empfindungen werden sehr stark von unseren bisherigen Erlebnissen gesteuert. Je nachdem, welche Erinnerungen an Bäume wir in unserem Gedächtnis gespeichert haben, entstehen entsprechende Fantasien. Wünsche können verändernd einwirken. Aber auch Ängste. Bei der Gestaltung der Texte wird das berücksichtigt, um beim Zuhörer ein positives Gefühl hervorzurufen.

Alle Empfindungen bewirken im Körper Veränderungen. Das ist leicht nachvollziehbar, wenn Sie an entsprechende Erinnerungen denken. Erleben Sie in Ihrer Fantasie ein unangenehmes Ereignis wieder, dann reagiert Ihr Körper in abgeschwächter Intensität so, als ob das Ereignis gerade stattfindet – mit allen dazugehörigen physiologischen Vorgängen. Der Blutdruck steigt, ebenso Atem- und Herzfrequenz. Muskeln spannen sich an. Ihre Wahrnehmung verändert sich und damit auch Ihr Bewusstsein. Das gilt für kurz zurückliegende Ereignisse, wie z. B. eine gefährliche Situation im Straßenverkehr vor einer Stunde, ebenso wie für weit zurückliegende Geschehnisse wie auch für reine Fantasiegebilde. Oft vermischt sich die Erinnerung an das Ereignis mit der Vorstellung, was dadurch hätte passieren können. Daraus resultierend entwickeln sich dann im günstigen Fall Vorsichtsmaßnahmen: Der Organismus lernt. Im ungünstigen Fall kann einschränkendes Vermeidungsverhalten entstehen. In diesem Fall verschließen Sie sich gegen Einflüsse, die ähnliche unangenehme Reaktionen hervorrufen können. In den meisten Fällen verschließen sie sich aber damit auch gegen Veränderungen, die Ihnen helfen könnten.

Bei einer angenehmen Erinnerung verlaufen die körperlichen Veränderungen weniger anspannend (Wandertour in einer schönen Landschaft in angenehmer Gesellschaft und bei schönem Wetter) oder sogar beruhigend (am Abend desselben Tages in dem Urlaubsdomizil nach einem guten Essen im Liegestuhl liegen und schöner Musik lauschen) für die Muskulatur, den Blutdruck und die Psyche.

Nicht nur Erinnerungen rufen körperliche Veränderungen hervor. Auch Projektionen in die Zukunft haben diese Wirkung. Wohlgemerkt sind das immer **angenommene** Ereignisse, die noch nicht eingetreten sind und auch keineswegs so eintreten müssen, wie Sie das annehmen. Trotzdem können sie genau die gleichen physiologischen Reaktionen hervorrufen wie real abgelaufene Ereignisse, die erinnert werden.

Die körperlichen Folgen der Fantasievorstellungen können sehr groß sein. Ohne dass Sie einen Schritt getan oder eine Hand bewegt haben, kann Ihre Herzfrequenz sich steigern, als ob Sie gerade 200 Meter gerannt wären. Allein der Gedanke, von dem Turm heruntergefallen sein zu können, auf dem Sie vor sechs Stunden bei Ihrem Ausflug in einer fremden Stadt gestanden haben, kann Atembeklemmungen hervorrufen. (Wenn Sie genau beobachten, hören Sie vielleicht sogar das Pfeifen des Windes während Ihres Absturzes.)

So betrachtet, wird es leicht verständlich, dass Empfindungen – und sie sind **immer** auch Ergebnisse individuell verschiedener Interpretationen der »Wirklichkeit« – Krankheiten hervorrufen, unterstützen oder aufrechterhalten können, mit der gleichen Macht aber auch schützend oder heilend wirken. Hier unterstützen die in den Geschichten enthaltenen Vorstellungen Körper und Psyche. Diese Wirkung ist nicht nur als Möglichkeit vorhanden, sie ist ein realer

Einflussfaktor, der jederzeit unsere Wahrnehmung, unser Befinden und eben auch unsere Gesundheit mitbestimmt. Der Einfluss ist nicht immer gleich groß, aber immer vorhanden. Das Ausmaß der Einwirkung ist allerdings nicht messbar. Deshalb fällt es unserem Verstand leicht, einen derartigen Einfluss verbal zu minimieren oder schlichtweg abzustreiten.

Die vernünftige Prüfung des Wissens, das wir über den Zusammenhang zwischen Psyche und Körper haben, zeigt, dass jede Bewegung im einen Teil im anderen eine Schwingung hervorruft. Die individuell verschiedenen angeborenen Dispositionen sind dabei nur ein Einflussfaktor, neben den psychischen und körperlichen Belastungen, mit denen das System »Mensch« fertigwerden muss.

Gebundene Energien freisetzen

Über Geschichten gelangen wir in einen Bewusstseinszustand, in dem wir unsere eigenen Potenziale zur Gesunderhaltung oder Heilung verstärkt nutzen können. Durch die Art, wie wir mit uns umgehen, können wir unsere Fähigkeiten beschränken oder fördern.

Wir kennen Tage, an denen uns nahezu alles gelingt. Und andere, da ist es genau umgekehrt. Viele Faktoren wirken zusammen, wenn wir uns fit oder unpässlich fühlen. Über Geschichten können wir lernen, die Fähigkeiten, die in uns liegen, zu wecken und auszuschöpfen. Dazu müssen wir zunächst einmal so sensibel für uns werden, dass wir es fühlen, wenn wir nicht in der Lage sind, bestimmte Leistungen zu erbringen. Zu oft erwarten wir zur falschen Zeit zu viel von uns. Die resultierende Enttäuschung reduziert unsere Selbstsicherheit. Grundsätzlich sollten wir davon ausgehen, dass wir mehr können, als wir gemeinhin annehmen, aber nicht unter allen Umständen. Wir können eine Haltung entwickeln, die einer großen Selbstsicherheit entspricht: Wir gehen davon aus, dass wir fähig sind, mit jeder Schwierigkeit irgendwie fertigzuwerden. Damit meine ich nicht, dass wir uns selbst überschätzen sollen. Wir sollten unserem Unbewussten zutrauen, dass es Wege findet, auch unter scheinbar schwierigen Voraussetzungen ein schönes Leben zu gestalten. Wir sollten uns aber auch die Zeit und die Ruhe geben, die nötig sind, damit die Wege sich in uns abzeichnen können.

Welche Möglichkeiten in uns stecken, zeigt sich unter anderem, wenn durch autogenes Training oder durch Selbsthypnose Schmerzen abklingen und die Durchblutung oder auch der Blutdruck verändert werden. Autogenes Training, Meditationen, Yoga oder auch die progressive Relaxation sind verschiedene Wege zum gleichen Ziel: einer größeren Harmonie zwischen unseren Wünschen und Ansprüchen einerseits und unseren Kräften andererseits. Ist unser Umgang mit uns genügend feinfühlig und rücksichtsvoll geworden, dann öffnen sich die Türen, hinter denen Entwicklungsmöglichkeiten zur Förderung unserer eigenen Person liegen.

Jede einzelne der in diesem Buch aufgeführten Reisen fördert die eigenen kreativen Möglichkeiten. Bestimmte Formulierungen erleichtern den Übergang von der strengen, überwiegend bewussten Tagessteuerung zu einer gelassenen (los-gelassenen) Haltung, die mit körperlicher Entspannung einhergeht. In dieser inneren Haltung sind wir fähig, die Kontrolle allgemein zu lockern und viele Dinge laufen zu lassen, ohne die Hilfe von Medikamenten, Alkohol oder anderen Drogen. Es fällt uns dann auch leichter, Ziele ins Auge zu fassen und zu verwirklichen, die uns im Alltagsbewusstsein zu hochgegriffen erscheinen.

Worte haben einen Einfluss auf unsere Gefühle, die wiederum körperliche Reaktionen hervorrufen. Dabei wird nicht nur der Spannungszustand der Muskulatur beeinflusst, sondern viele weitere physiologische Faktoren auch, wie z. B. Blutdruck und Herzfrequenz. Diese sogenannten Stressreaktionen empfinden wir ab einer gewissen Dauer oder Intensität als sehr unangenehm, sie führen bekanntlich auch zu körperlichen Schädigungen, wenn sie zu lange anhalten oder zu häufig zu massiv auftreten. Um das zu vermeiden, setzen wir uns mit problematischen Teilen unserer Geschichte nicht oder nur ungern auseinander, denn sie rufen unangenehme Gefühle wie Ängste, Traurigkeit und Wut in uns wach, wenn wir sie in unser Bewusstsein kommen lassen. Deshalb meiden wir solche Erinnerungen.

Indem wir uns verschließen, uns nicht an das Beängstigende in uns heranwagen, nehmen wir uns auch die Chance, diese Teile unseres Lebens in unsere Person zu integrieren. Das Vermeidungsverhalten bleibt erhalten. Wir bauen ein großes Gefängnis in uns, in dem die Angst auslösenden Erinnerungen eingesperrt werden. Dieses Gefängnis muss bewacht werden. Das verbraucht Energie und bindet einen Teil der Aufmerksamkeit gerade an jene Inhalte, die wir doch so dringend vergessen wollen. Ein Gefängnis ist immer von Angst und Unfreiheit umgeben. Erst eine neue und sinnvolle Integration nimmt den Erinnerungen ihre schädliche Wirkung. Das Gefängnis öffnen, mit dem Mut und der Zuversicht, die Dinge regeln zu können. Um diesen Mut, aber auch die nötige Kompetenz entwickeln zu können, ist manchmal Hilfe nötig. Hilfe durch liebevolle Menschen, die das Richtige tun, durch Psychotherapeuten oder auch durch Geschichten. An dieser Stelle können die in den Erzählungen vorhandenen Vorstellungen eine manchmal wunderbar anmutende Wirkung entfalten. Heiler nutzen die Kenntnis dieser Zusammenhänge: In der Geschichte wird ein allgemeiner oder spezieller Konflikt aufgegriffen und es wird wenigstens eine Lösung dafür angeboten. Alles zusammen verpackt in einem Gleichnis, einer Metapher, sozusagen an der bewussten Beurteilung vorbeigemogelt. Bewusst haben wir dann oft das Gefühl, dass an der Geschichte »was dran ist«. Auf diese Weise können mithilfe von Lösungsangeboten, die in den Metaphern enthalten sind, auf unbewusster Ebene vergangene Erlebnisse durchgearbeitet und neu eingeordnet werden, wodurch sie einiges von ihrer destruktiven Wirkung verlieren. Es entsteht das bewusste Erleben, einen wesentlichen Schritt weitergekommen zu sein in seiner persönlichen Entwicklung, das Gefühl, eine andere Perspektive bekommen zu haben. Ein neues Fenster hat sich geöffnet, wir haben Einblick bekommen, sind weniger beschränkt, aufgeschlossener. Diese eine Gefängniszelle ist unnötig geworden. Die Energie, die zur Bewachung nötig war, wird frei und steht zur Verfügung.

Die Metapher, die an der bewussten Kontrolle vorbeigeleitet wird, bietet die Freiheit, ähnlich zu fühlen, wie es in der Geschichte vorgeschlagen wird, ohne die Beschränkungen, die unsere Sozialisation in uns entstehen ließ. Auf unbewusster Ebene wird in Form eines Vergleiches ein beispielhafter Umgang mit dem Angstgefängnis und seinem Inhalt angeboten. Das Unbewusste bekommt die Freiheit, dieses Beispiel auf seine Anwendbarkeit zu überprüfen und es gegebenenfalls anzuwenden, anzupassen, für eine spätere Anwendung aufzuheben, oder auch zu verwerfen. Die Geschichten haben also eine Lernfunktion, die Kreativität freisetzt und uns unserer Gesundung bzw. unserer freien Entfaltung (was vielleicht nicht identisch, aber doch sehr verwandt ist) näher bringt.

Sich selbst mögen dürfen

Nur wenige von uns haben in ihrer Kindheit vermittelt bekommen, dass sie als Wesen uneingeschränkt wertvoll und *liebens-wert* sind. Als

Säuglinge wurden wir im guten Fall noch umsorgt und verhätschelt. Später begann dann immer mehr die »Erziehung«, was normalerweise bedeutete, dass wir uns den Wertvorstellungen unserer sozialen Umgebung unterzuordnen hatten. Wenn wir an einer gerade nicht passenden Stelle unsere eigene Identität entwickeln wollten, dann waren wir trotzig oder »böse«. »Lieb-Sein« und Gehorsam waren meist die Voraussetzung für Wertschätzung. Das durchzieht auch noch unser Leben als Erwachsene in unseren Beziehungen. Allerdings wird nicht mehr so offensichtlich gestraft.

Da war und ist nicht viel Raum für Individualität, der doch so nötig ist, damit wir uns entfalten könnten. Wir haben die in der Kindheit massiv vermittelten Werte in unserem Gewissen verinnerlicht und behandeln uns entsprechend. Geben oder nehmen dürfen wir uns erst etwas, wenn wir vorher brav waren. So entsteht ein hohes Maß an Disziplin und Leistungsbereitschaft, das sicher sein Gutes hat für manche Lebensbereiche. Gefördert werden aber auch Migräne, Herzinfarkt, Rückenbeschwerden und andere Krankheiten.

Sich selbst zu mögen ist deshalb zunächst ein fremder Gedanke. Wenn ich Klienten frage, ob sie sich selbst mögen, dann bekomme ich fast immer als Antwort, dass dazu bestimmte Bedingungen erfüllt sein müssen. Diese Bedingungen beziehen sich auf das eigene Äußere, die eigene Leistungsfähigkeit, Kompetenz und die Wertschätzung durch andere. Die Idee, jeder Mensch sei zunächst einmal wertvoll, ohne jegliche Bedingung, ist **für die eigene Person** kaum denkbar. Mit welchen Vorbehalten wir uns betrachten, können Sie überprüfen, wenn Sie sich selbst im Spiegel anschauen und dabei Ihre Gefühle beobachten. Fassen Sie sich an, streichen Sie über Ihre Haut, Ihre Haare – mit der Absicht, sich etwas Gutes zu tun, liebevoll. Versuchen Sie das einmal mit Genuss und mit offenen Sinnen zu tun. Beobachten Sie dabei Ihre Gefühle.

Wenn Sie an Menschen denken, die Sie sehr mögen, würden Sie Ihnen das Ausmaß an Leistung, Schmerztoleranz und Wunschversagen abverlangen, das Sie normalerweise von sich erwarten?

Sich zu mögen bedeutet auch, sich selbst Zeit zu lassen, Zeit zu geben, sich zu spüren. Das wird gefördert durch den Inhalt der Geschichten in diesem Buch, alleine schon dadurch, dass Sie die Geschichten aufmerksam lesen, sich die Zeit dafür nehmen.

Erholung im Tagtraum

Wenn Sie sich an ein Kind aus Ihrer Umgebung erinnern, das besonders viel geträumt hat, dann finden Sie in seiner Geschichte vielleicht auch eine familiäre Umgebung, die besonders wenig Verständnis hatte. Instinktiv versucht das Kind, seine innere Welt so zu ordnen, dass es die Freude am Leben nicht verliert. Es lebt lieber in Träumen, die lebenswert sind, als in einer Realität, die ihm überwiegend Leid antut. Durch diesen inneren Rückzug des Kindes wird es den Menschen in seiner Umgebung allerdings noch fremder. Leider wird dann mit Unverständnis reagiert. Leicht entsteht ein Teufelskreis. Wenn wir davon ausgehen, dass jegliche Aktion unseres Körpers und auch unserer Psyche sinnvoll ist (auch wenn uns der Sinn häufig verborgen bleiben mag), dann können wir es uns erlauben, darüber nachzudenken, was es uns für Vorteile bringt, wenn wir nicht ständig an dieser einen Realität orientiert sind, die oft genug durch andere zu deren Vorteil definiert wird. Als Erwachsene handeln wir oft ähnlich, wie die träumenden Kinder, wenn die Belastungen zu hoch werden und das Verständnis unserer Mitmenschen zu gering ist. Dann ziehen wir uns zurück, auch innerlich.

Die Geschichten erlauben und fördern das Träumen und stärken gleichzeitig die Verbindung zur wachen Präsenz im Alltag. Sie bieten andere Sichtweisen an. Zunehmend häufiger finden wir so einen zuvor unsichtbaren Pfad, der zu einer Lösung führt.

Spannung und Ängste loslassen

Spannungen spielen eine wesentlich größere Rolle bei der Entstehung und Aufrechterhaltung psychischer und physischer Krankheiten, als allgemein angenommen wird. Jede Sorge, jeder Ärger und jede Angst werden sinnvollerweise in der Muskelspannung gespiegelt. Sinnvoll ist die begleitende Anspannung insofern, als eine Bedrohung häufig durch eine körperliche Reaktion abgewehrt werden kann. Ängste binden Energie also ganz konkret fühlbar in Form von Muskelspannungen. Kann diese Spannung über einen längeren Zeitraum nicht losgelassen werden, ist mit der Entstehung von körperlichen Erkrankungen zu rechnen.

Angst und Entspannung können nicht nebeneinander existieren, denn sie widersprechen einander. Wenn es uns also gelingt, uns zu entspannen, reduziert sich auch die jeweils aktuelle Angst. Oder aber es gelingt uns, eine aktuelle Angst aufzulösen, dann sinkt die Spannung im Körper, die durch diese Angst hervorgerufen wurde. Um im Bild zu bleiben: Wenn sich die Spannung im Körper reduziert, löst sich die Aufmerksamkeit von der gerade aktuellen Gefängniszelle. Alleine dadurch kann sich eine Angst in nichts auflösen, noch bevor sie so recht ins Bewusstsein dringen kann. Das vermittelt ein sehr befreiendes Gefühl. Es passiert uns hin und wieder unwillkürlich: Wir sind aus irgendwelchen Gründen (gut ausgeschlafen, erholsamer Urlaub, Bewältigung einer großen Belastung usw.) im Moment besonders gelöst und angstfrei. Ein vormals bewachter Inhalt kann ins Bewusstsein dringen, wird dort ohne Angst, d. h. ohne Vorurteil betrachtet – und das Monster erweist sich als interessantes Studienobjekt oder als völlig überschätzte Bedrohung oder sonst wie als nicht Angst auslösend. Damit ist ein Schritt zu einer weiteren Erlebnisfähigkeit getan. Eine Zelle weniger verbaut den Blick auf die Welt.

Aber auch ohne diese Ereignisse ist die Entspannung die Voraussetzung, um sich einmal von behindernden Einstellungen – die als notwendiger Schutz erlebt werden, es tatsächlich auch sein können – zu lösen. Dann können die innere und die äußere Welt aus anderen Perspektiven betrachtet werden. Vormals Angst Auslösendes kann nun in einem anderen Licht gesehen und auf sinnvolle Weise integriert werden. Energie wird frei. Das Selbstwertgefühl steigt. Der Mensch wird offener für sich und für andere. Er kann liebevoller mit sich und anderen umgehen, weil er seine durch Angst entstandene Abwehr gegen mögliche Verletzungen nicht mehr aufrechterhalten muss.

Erreichbar sind solche Entspannungen unter anderem durch Entspannungsverfahren wie das autogene Training, aber natürlich auch durch schöne Musik, eine Massage, eine schöne Erzählung der Oma aus der Kindheit, einen guten, liebevoll ausgeführten Gottesdienst, ein Sonnenbad und vieles mehr.

Das Gefühl der Geborgenheit in sich selbst (der ideale Fall) oder in dem Schutz Gottes, des Staates, der Familie ermöglicht es, sich dem Fluss der Dinge angstfrei hinzugeben und Ängste, Spannungen, hindernde Einstellungen loszulassen, sich fallen zu lassen. Energie wird frei. Jetzt entsteht Raum für die Kreativität des Unbewussten. Das wiederum vermittelt ein gutes Gefühl, wodurch das kreative Potenzial des Unbewussten weitere Energie zur Verfügung bekommt.

Der Zweck der Geschichten liegt auch in einer Hilfe zum Sich-lösen von den mehr oder weniger verhärteten Abwehrhaltungen, um sich fallen lassen zu können und zur Freisetzung und Ideenlenkung der unbewussten kreativen Möglichkeiten.

Als unmittelbares Ergebnis werden Sie fast immer Ruhe, ein erfrischendes Wohlgefühl, ein gesteigertes Bewusstsein des Körpers und eine insgesamt positive Lebenseinstellung wahrnehmen können. Mittel- und längerfristig erhöhen sich Selbstsicherheit und -bewusstsein, die Konzentration wird deutlich besser. Die Beeinflussbarkeit des Körpers wird stark verbessert. Die Aufmerksamkeit lässt sich leichter lenken und halten.

Beeinflussende Bedingungen

Die Wirkung der Geschichten wird von einigen Faktoren beeinflusst. Der Grad unserer **Müdigkeit** hat einen wesentlichen Einfluss auf die Geschwindigkeit, mit der wir die Realität verlassen, auf die Tiefe und auf die Inhalte unserer Vorstellungen. Ich erlebe es häufig, dass Teilnehmer einer Entspannungsgruppe während der ersten Geschichte völlig wegtauchen. Hinterher haben sie den Eindruck, geschlafen zu haben, und können sich oft nur noch an die ersten Worte erinnern. Diese Entspannung wird meist als sehr tief geschildert. Wahrscheinlich wird hier ein großes Ruhebedürfnis befriedigt. Die zweite Geschichte, die einige Minuten später folgt, wird dann oft mit größerer bewusster Aufmerksamkeit verfolgt. Bilder werden gesehen, eigene Wege gegangen. Diese Entspannung wird als weniger tief geschildert, häufig aber als sehr erlebnisreich wahrgenommen. Der Körper nutzt die Möglichkeit der Entspannung also je nach Bedarf unterschiedlich zu seinem Besten.

Wenn **Probleme** bestehen, drehen sich die Gedanken zu Beginn häufig um diese Inhalte. Geübte Teilnehmer lösen sich nach wenigen Minuten davon. Oft werden die erzählten Inhalte im Verlauf der Geschichte dann auf die Probleme bezogen. Manchmal schildert der Teilnehmer danach eine intensive Auseinandersetzung mit den Inhalten. In den meisten Fällen sind hinterher eine angenehme Distanz zu den Gedanken und eine körperliche und geistige Frische zu spüren. Manchmal auch eine positive Energetisierung in Bezug auf das gewälzte Problem, in dem Sinne, jetzt einen Weg zur Lösung gefunden zu haben, der nun innerlich vorbereitet oder angegangen wird. Selten empfindet der Teilnehmer die Zeit als zu kurz und wirkt hinterher müde. Dieser Zustand ist bekannt aus einem abgebrochenen Mittagsschlaf, nach dem ein Gefühl der Schläfrigkeit bleiben kann. Wenn Sie sich dann noch einmal zurücklegen und sich für ein bis zwei Minuten zurücktreiben lassen in den Zustand, aus dem Sie eben kamen, mit der Absicht, die Dinge für den Moment abzuschließen, fühlen Sie sich hinterher deutlich frischer.

Werden die Geschichten in einem Zustand **ausgeglichener Ruhe** gehört, werden schöne Erlebnisse beschrieben. Der Zuhörer nutzt das Angebotene spielerisch. Er scheint seine Möglichkeiten angstfrei auszutesten und wird dabei oft erfreulich kreativ. Seine Schilderungen wirken hinterher sehr energiereich und werden meist begeistert und fasziniert vorgetragen.

Der Einsatz der Geschichten

Für entsprechend ausgebildete und erfahrene Therapeuten sind die Geschichten als Anregung für Kurse in den verschiedenen Stufen des **autogenen Trainings** oder in anderen derartigen Verfahren sehr geeignet. Im autogenen Training können manche schon in den ersten Unterrichtseinheiten vorgelesen werden, um die beabsichtigte Konzentration auf den Körper zu fördern (Wilk 1998; 1999). Der nötige Abstand vom Tagesgeschehen wird erleichtert. Einige Geschichten sind direkt so formuliert und abgestuft, dass sie die Formeln mit Bildern anreichern, was die Wahrnehmung der körperlichen Reaktionen erleichtert.

An die Grundstufe des autogenen Trainings anschließend können Geschichten kombiniert oder Wesentliches aus ihnen extrahiert werden, um im Sinne von formelhaften Vorsätzen angewandt zu werden.

Wenn bereits ein Entspannungsverfahren erlernt worden ist, bauen die Geschichten darauf auf. Sie können auch als Einleitung oder Rahmen genutzt werden, um psychotherapeutische Prozesse einzuleiten oder ihren Verlauf zu unterstützen. Wie aus dem Text schon hervorging, können die Geschichten bei körperlichen oder psychischen Problemen wie Ängsten oder Schmerzen zur Linderung oder sogar Heilung beitragen. Häufige Wiederholungen eines Inhalts – der sich in mehreren Geschichten wiederfinden kann oder im wiederholten Vorlesen ein und derselben Geschichte – verstärken die erwünschte Wirkung.

Für jede Geschichte sollten Sie fünfzehn bis zwanzig Minuten Zeit einplanen.

Interessant ist eine Beobachtung, die ausgelöst wurde, nachdem Teilnehmer im autogenen Training immer mal wieder betont hatten, wie wichtig doch eine geeignete Stimme sei, um eine beruhigende Wirkung auszuüben. Tief sollte sie sein und vielleicht auch noch monoton. Aber vor allem tief. Andere Teilnehmer in weiterführenden Kursen, in denen die vorliegenden Texte Inhalt waren, erzählten, dass sie meine Worte nicht mehr hörten, sondern nur noch die Stimme. Aus der Stimme würden Bilder entstehen, die sich synchron mit der Stimme veränderten. Oder aber auch kinästhetische Empfindungen wurden ausgelöst, die Stimme berührte, bewegte den lauschenden Körper.

Ich selbst habe vor vielen Jahren einmal die Erfahrung gemacht, dass eine hohe Frauenstimme eine außergewöhnlich beruhigende Wirkung auf mich hatte. Die Sprecherin vermittelte eine positive Stimmung.

Aus diesen und anderen Erfahrungen entwickelte sich bei mir der Eindruck, dass über das Sprechen wenigstens auf zwei relativ unabhängigen Informationsebenen etwas mitgeteilt wird. Da ist zum einen das gesprochene Wort, das sich an das Bewusste und an das Unbewusste richtet. Zum anderen aber teilt die Melodie der Stimme etwas mit. Diese zweite Ebene ist dem Sprecher nicht unbedingt bewusst. Auf ihr werden Informationen über den Sprecher selbst gegeben, was seine eigene Stimmungslage oder seine Energien, die er in dem Moment zur Verfügung hat, anbelangt. So kann ein Einverständnis zwischen Sprecher und Hörer entstehen, das über das Verstehen von Worten weit hinausreicht. Ich könnte mir vorstellen, dass auf diesem Wege die therapeutischen Wirkungen gefördert werden.

Die Struktur der Geschichten

In jeder Geschichte wiederholt sich ein bestimmter Aufbau. Die in dieser Struktur enthaltenen Elemente und ihre Aufeinanderfolge sind sinnvoll. Wesentliche Quellen für die Struktur und die Formulierungen in den Texten sind die Ideen, die durch die Arbeit von Milton H. Erickson entwickelt wurden. Dazu zählen auch das Neurolinguistische Programmieren (NLP) und andere Ansätze. Am Ende dieses Buches findet der interessierte Leser entsprechende Literaturempfehlungen.

a) Ablösung vom Alltag (Dissoziation)

Die Teilnehmer sollen in ihrem Alltag abgeholt werden. Dabei gehe ich davon aus, dass noch ein relativ hohes Spannungsniveau vorhanden ist und immer wieder Gedanken zum bisherigen und künftigen Tagesgeschehen auftauchen. Es wird dazu ermutigt, Geräusche, Gedanken und Empfindungen nicht zu verdrängen, sondern zu erleben. Vielleicht sogar ihre Bedeutung und ihre Berechtigung zu würdigen.

b) Bildhafte Erzählung

Vom Alltag weg werden die Teilnehmer in ein »Bild« hineingeführt, das sie in ihrer Fantasie mit allen Sinnen erleben. Dieser Übergang wird durch Formulierungen, die der Hypnotherapie nach Milton H. Erickson entstammen, wesentlich erleichtert. Die Bilder sollten den aktuellen Erfahrungen der Teilnehmer entsprechen, können aber auch in die Fantasie führen. Wahrnehmungen, Vorstellungen und auch Suggestionen der Ruhe und der damit verbundenen körperlichen Empfindungen können mit den Bildern verwoben werden.

c) Erfolgserlebnisse

Angestrebte Ziele sind in unserem bisherigen Leben immer mal wieder Thema gewesen, weil wir aus unserem Wesen, aus unserer unbewussten Bestimmung heraus danach streben, möglichst viele unserer Möglichkeiten zu realisieren. Und immer wieder auch sind wir diesen Zielen nahegekommen oder haben sie sogar erreicht. Irgendwo in unserem Gedächtnis sind diese Erlebnisse gespeichert. Sie fühlen sich alle gut an. Durch geeignete Formulierungen sollen diese Erfahrungen aufgerufen werden, um daran anzuknüpfen. Durch das

Gefühl, etwas Derartiges schon einmal erlebt zu haben, entsteht das Vertrauen, es wieder erleben zu können.

d) Vertiefendes Bild mit Sinnesbeteiligung

Um das ganze Erleben, die ganze Ansprechbarkeit der Person zu nutzen, ist die Geschichte durchwoben von Eindrücken, die aus der Erinnerung oder der Fantasie des Zuhörers entstehen. Diese Wahrnehmungen – sie sind vor allem visuell und kinästhetisch – sollen einen ganzheitlichen Bezug zum Ziel herstellen. Gerade durch sie wird es vielen Hörern erst möglich, sich von alten, engen Mustern zu lösen und andere Bereiche des eigenen Selbst zu nutzen. Die bereits bestehende Ablösung vom Alltagsdenken wird vertieft.

e) »Botschaft«

Die »Botschaft« ist eine Erkenntnis, die der Verstand vielleicht schon gewonnen hat, die ganze Person jedoch noch nicht. Gut erkennbar wird dies am Beispiel des bekannten Satzes »Der Weg ist das Ziel«. Jeder versteht ihn. Aber seine Bedeutung, sozusagen die Verinnerlichung, die Verwirklichung durch jede einzelne Zelle, jedes Streben im Körper, ist alleine durch den Verstand nicht erreichbar. Das ganzheitliche Erleben des Satzes kommt aber näher durch die Erfahrung der Geschichten. Facetten dieser Botschaft können an verschiedenen Stellen immer wieder auftauchen, von möglichst vielen verschiedenen Seiten beleuchtet und mit möglichst ähnlichen sinnlichen Erfahrungen verbunden werden.

f) Posthypnotische Suggestion

In einer Trance kann der Auftrag gegeben werden, das angestrebte Ziel in einer bestimmten Weise später weiterzuverfolgen. Der nächtliche Schlaf bietet dazu viel Raum und wird ohnehin genutzt, um die Möglichkeiten der Persönlichkeit zu erweitern.

g) Rückorientierung und Erfahrungen mitbringen

Die Formulierungen am Schluss beziehen sich auf die Anweisung an den Leser oder Zuhörer, sich nun wieder in die Alltagsrealität zurückzuorientieren. Dabei kann er positive Erfahrungen bewusst werden lassen und mitbringen.

Die einzelnen Schritte im Aufbau der Geschichte sind selten klar voneinander getrennt. Auch ist die Reihenfolge nicht in jeder Geschichte gleich. Im Idealfall ist die Geschichte ein in sich stimmiges, möglichst fein verwobenes Netz mit einer einheitlichen und deutlich fühlbaren Absicht.

Vorstellungsvermögen

Es gibt anfangs große Unterschiede in der Fähigkeit, innere Bilder zu sehen, Töne zu hören, Bewegungen und Berührungen zu spüren und etwas zu riechen oder zu schmecken. Vielleicht spielt auch in diesen Fähigkeiten, sinnliche Wahrnehmung innerlich repräsentieren zu können, **Begabung** eine gewisse Rolle. **Übung** ist auf jeden Fall hilfreich.

Ein Mensch, der von Kindheit an stark in Fantasien verwurzelt ist, die vielleicht durch die Eltern oder die Großeltern bei allabendlichen Vorlesestunden geschult wurden, wird wahrscheinlich auch als Erwachsener noch mehr Lebensfreude daraus schöpfen als ein anderer Mensch, der diese Erinnerungen nicht hat.

Wichtig ist in diesem Zusammenhang zunächst, dass jeder Mensch die Fähigkeit hat, sich an Wahrnehmungen zu erinnern und seine Fantasie zu gebrauchen. Diese Fähigkeiten füllen unsere nächtlichen Träume mit Leben. Sie müssen zugelassen werden, damit sie entstehen können. Eine gewisse – wenn auch nur partielle – Entspannung ist dafür Voraussetzung. Bei geduldiger Anwendung der Geschichten schult sich der Weg in die eigene Fantasie. Mir persönlich ist kein Misserfolg bekannt. Allerdings sind die Ergebnisse verschieden – je nach Begabung und Übung.

Schwierigkeiten

Die Geschichten in diesem Buch sollen Entspannungszustände ermöglichen, die von alltäglichen Sorgen und Ängsten befreien, damit man offen sein kann für Wünsche und konstruktive Veränderungen. In den angestrebten Ruhezuständen können allerdings auch unerwünschte Gefühle, Gedanken oder Empfindungen ins Bewusstsein kommen. Dazu gehören Schmerzen, innere Unruhe, Traurigkeit und Ängste. Diese Empfindungen sind aber sehr selten und meist nur von kurzer Dauer. Wenn sie auftreten, klingen sie in nahezu allen Fällen schnell ab. Sollten sie bestehen bleiben oder häufiger auftreten, sind sie ein Anzeichen für tiefer gehende psychische oder körperliche Probleme. Dann sollte ein Psychotherapeut oder Arzt aufgesucht werden.

Wer zu schnell aus einer tiefen Entspannung auftaucht, fühlt sich vielleicht müde und matt. Jeder kennt so etwas beispielsweise von einem abgebrochenen Mittagsschlaf. Dann sollten Sie sich noch einmal zurücklegen, die Augen schließen und sich für ein oder zwei Minuten alle Zeit nehmen, die sie brauchen, um die Dinge abzuschließen, um danach wieder frisch und ausgeruht wach zu werden.

Themen, die in den Geschichten enthalten sind

Wie bereits oben beschrieben, soll nicht nur eine Entspannung vermittelt werden, sondern auch Einfluss genommen werden auf die Art, wie der Zuhörer mit sich und seinen Schwierigkeiten umgeht. In aller Regel gelingt es während der Geschichten, körperliche und psychische Verspannungen zu lösen. Bei häufiger Anwendung, vielleicht in Verbindung mit einem Entspannungsverfahren wie dem autogenen Training, wird schon nach wenigen Wochen ein verändernder Einfluss auf die auslösenden Bedingungen erkennbar. In allen Geschichten sind Formulierungen enthalten, die psychische und körperliche Spannungen lösen.

Einige Geschichten verfolgen in erster Linie das Ziel, die anspannenden und ängstigenden Anteile des Alltags loszulassen. Es geht darum, von der gewohnten Sicht der Dinge Abstand zu nehmen, um sich für neue Lösungsmöglichkeiten und eine insgesamt kreativere Sicht auf die Welt zu öffnen. Dabei lässt der Zuhörer wie von selbst auch seine Ängste in einem gewissen Umfang los. Immer auch geht es darum, sich selbst differenzierter zu spüren und den eigenen Körper sowie die eigenen Gefühle vorurteilsfreier wahrzunehmen und schließlich auch zu akzeptieren und zu mögen. Es wird nahegelegt, dass Veränderungen zum Positiven möglich und manchmal sogar sehr einfach sind.

Einzelne Geschichten befassen sich schwerpunktmäßig mit der Reduktion von Schmerzen und von Ängsten. Andere bieten an, Ängste als Grenzerfahrung zu sehen, die lehrreich ist. Das Selbstbewusstsein soll durch wieder andere Geschichten gezielt gestützt oder auf eine festere Grundlage gestellt werden.

In diesem Sinne richtet sich die Untergliederung der Geschichten nach ihrem jeweiligen Schwerpunkt.

Die eigenen Möglichkeiten werden durch jede der folgenden Reisen durch die Fantasie erweitert. Bei manchen Geschichten ist dieses Ergebnis ein willkommenes Nebenprodukt, wenn zum Beispiel der angestrebte Abstand von den Tagesgedanken im Vordergrund steht. Dieser Abstand ist bei den anderen, bei denen gezielt eine Erweiterung der eigenen Möglichkeiten (in der Wahrnehmung beispielsweise) beabsichtigt ist, eine notwendige Voraussetzung.

Teil 2: Die Aufmerksamkeit verändern

Einstimmung

Um sich auf eine Geschichte einlassen zu können, sollten Sie körperlich einigermaßen entspannt sein, damit Ihre Wahrnehmung sich auf die Erzählungen richten kann. Um sich diesem Zustand zu nähern, können Sie ein Entspannungsverfahren anwenden, das Sie vielleicht schon praktizieren. So können Sie die Formeln des autogenen Trainings benutzen, oder jede andere Methode, die sich bei Ihnen bewährt hat. Auch ruhige Musik kann als Einleitung oder Untermalung dienen.

Die Einleitung sollte langsam alleine gelesen werden, wenn Sie lediglich einen Moment der Ruhe genießen möchten. Sie können aber auch in die vertiefenden Geschichten hineinführen, indem eine der folgenden Einleitungen vor der jeweiligen Geschichte gelesen wird.

Einleitungstexte

1) ... und während du hier bist ... kannst du allmählich die gute Haltung einnehmen ... auch innerlich ... in der du dich den positiven Prozessen einer tiefen Ruhe hingeben kannst ... irgendwie optimal ... für den Moment ...

und du lässt die Geräusche vorüberziehen ... und deine Gedanken ... nimmst dir nun innerlich die Freiheit ... dich treiben zu lassen ... für den Moment ...

während an so einem Tag wie heute ... immer irgendwo Vögel zu hören sind ... als ob die Wärme die Freude am Leben fördert ... wie auch die Ruhe ...

2) ... und während du hier bist ... hörst du vielleicht in deinen Ohren ... das Nachklingen der Stimmen ... und der Geräusche ... die eben noch durch diesen Raum geschwungen sind ...

und während du jetzt darauf hören kannst ... und auch andere Dinge wahrnimmst ... mehr oder weniger bewusst ... gehst du gleichzeitig wieder deinen Weg ... den du immer gehst ... meist unbewusst ... um dich auf eine gute Weise zu lösen ... von den Dingen des Tages ... von seinen Aktivitäten ...

in einen Bewusstseinszustand hinein ... in dem die inneren Bilder wichtiger sind als die äußeren ...

3) ... und was wohl immer entsteht ... wenn es still wird ... und vorher Geräusche zu den Ohren gekommen sind ... von denen einige sich schon wieder entfernen ...

vielleicht spürst du auch in der entstehenden Stille deinen Herzschlag ... hörst manche Geräusche von außen ... oder von innen ... vielleicht das Flüstern des Atems ... wenn er in deinen Körper einströmt ... und ausströmt ... und die Geräusche gehen an dir vorbei ... übertönen deine Gedanken vielleicht zeitweise ... gehen in den Raum ... in die Ferne ... und verlieren sich dort nach einiger Zeit ...

4) ... und kaum hast du dich zurückgelegt ... und die Augen geschlossen ... beginnt sich schon Ruhe in dir auszubreiten ... aus sich selbst heraus ... aus vielen Erfahrungen damit ... weiß dein Unbewusstes ... dein Körper ... was zu tun ist ... damit es dir gut geht ... auf allen Ebenen ...

damit die einzelnen Muskeln sich aus der Spannung lösen können ... damit deine Atmung ruhiger werden kann ... und all die anderen Prozesse in deinem Körper ineinandergreifen ... die notwendig sind ... damit eine tiefe und erholsame Ruhe sich in dir ausbreiten kann ...

und in dieser Ruhe haben die Dinge des Tages, das, was heute geschehen ist, auch ihren Platz ... sie können sich deshalb auf eine gute Weise ordnen ...

5) ... und mit der Abnahme der Spannung in deinen Muskeln ... sinken deine Glieder angenehm schwer hinunter ... und irgendwie auch breit in die weiche Unterlage ...

dein Bewusstsein wird freier ... kann sich mit jedem Ausatmen ein Stück mehr lösen ... von der Beschäftigung mit den Dingen des Wachzustands ...

und so kommt einer nach dem anderen ... ein Gedanke oder ein Eindruck von Empfindungen mit größerer Reichweite ... mit größerer Tiefe ... so als würdest du den Blick heben von den Dingen ... die vor dir liegen ... und aus dem Fenster sehen ... in die Farben der Landschaft da draußen ... in die Ferne ... und die Weite ... und deine Augen können sich locker weiten ... freudig aufnehmen ... was da draußen alles ist ...

6) ... du kannst es genießen, die Spannungen loszulassen, nachdem du nun wieder auf deinem Weg bist ... in deine ganz eigene, persönliche Ruhe ... und während du diesen Weg weiter beschreitest ... tiefer hinein ... merkst du vielleicht hin und wieder, dass jede Ruhe nicht wie die vorherige ist ...

die eine Ruhe ist tiefer, die andere breiter ... und so kannst du dich jetzt einmal bewusst oder unbewusst an die letzten fünf oder zehn Ruhezustände erinnern ... wenn du das kannst ... und sie nebeneinanderlegen ... denn in solchen tiefen Ruhezuständen ist mithilfe des Unbewussten so manches möglich ... was das Bewusstsein nicht immer glauben kann ... und sogar das kannst du genießen ... auch jetzt ...

und du wirst sehen, sie sind alle verschieden ... von der Ruhe, die sich in dir tiefer ausbreitet ... jetzt ...

7) ... und so, wie der Körper sich noch immer besser an die Unterlage anpasst ... wird deine Ruhe tiefer ... eine ganz persönliche, eigene Ruhe ... indem dein Unbewusstes auf seine eigene Art Muskel für Muskel lockert und entspannt ...

du kannst dich jetzt dabei noch ein bisschen tiefer sinken lassen ... wie in eine weiche, warme Wolke ... angenehm schwer ... kannst dieses Gefühl jetzt genießen ... für ein paar Sekunden so lange genießen ... dass es wirklich zu einem Genuss wird ...

8) ... du lässt dir in den nächsten Minuten alle Zeit, die du brauchst ... um zurückzugehen ... in eine tiefe Ruhe ... mit jedem Ausatmen ein Stück tiefer ... spürst dabei die angenehme Schwere des Körpers ... und wie sich mit jedem Atemzug ... der Bauch ein Stück hebt ... am Bauch spürst du die Wärme der Kleidung ... und so kannst du deinen Körper jetzt genießen ... weil die Ruhe sich ausbreitet ...

9) ... und während du noch deine richtige Haltung findest ... kannst du schon tiefer gehen ... du brauchst nicht sofort dieses umfassende Gefühl ... ausreichend weit vom Alltag entfernt zu sein ... spüren ...

musst es nicht sofort im Körper spüren ... wie sich die Spannungen zu lösen beginnen ...

10) ... und die Geräusche, die du hörst ... innerhalb und außerhalb dieses Raumes ... sind in ihrer Zusammenstellung ... wohl einzigartig für genau diesen Raum ... alleine das Vorhandensein dieser Geräusche ... ist für dich irgendwo ... schon ein wichtiges Anzeichen ... für die tiefe Ruhe ... die sich nun wieder ausbreiten darf ...

und so können deine Gedanken sich noch beschäftigen ... mit den verschiedenen Dingen ... die dir heute im Laufe des Tages begegnet sind ... während die Geräusche, die du im Moment hörst ... hierher gehören ...

11) ... und ich weiß nicht ... auf welche Weise ... du es merkst ... dass die Ruhe sich in dir ausbreitet ... über die vielen Muskeln und Zellen des Körpers ...

wie eine ruhige Farbe sich darüberlegt ... und dir in diesem Schutz die Gelegenheit gibt ... etwas anderes wichtiger werden zu lassen ...

12) ... es gehen viele Gedanken durch deinen Kopf ... es sind schwierige dabei, die viel Energie verbrauchen ... und es sind leichte, angenehme dabei, die sogar Energie bringen ...

und so kannst du all diese Gedanken mit der Zeit gehen lassen ... loslassen ... kannst sie zurückgehen lassen ... dorthin, woher sie kamen ... oder weiterwandern lassen ... dorthin, wo sie ihrer Bestimmung nach ankommen sollen in ihrer Zeit ...

und du kannst dich jetzt einmal sinken lassen ... tief in dich hinein ... kannst dich in deine eigene Geborgenheit zurücksinken lassen ... denn in jedem von uns ist eine Möglichkeit, sich zurückzuziehen ... in den Schutz deiner Erfahrungen, deiner unbewussten Möglichkeiten ... sinken lassen ... um dich zu erholen ...

und du kannst auch in den nächsten Minuten die Zeit nutzen ... und diesen Raum der inneren Geborgenheit ... überwiegend auf unbewusste Weise sehr effektiv weiter ausbauen ... dich hineinsinken lassen ... während sich dein Bewusstes mit anderem beschäftigt oder sich einfach treiben lässt ...

13) ... und zunächst fühlst du in deinen Körper hinein ... lässt deinen Kopf auf seiner weichen Unterlage in seiner angenehmen Schwere ruhen ...

kannst dich freuen, wieder einige Zeit vor dir zu haben, in der niemand irgendetwas von dir will ... du brauchst nicht antworten, nicht denken, nicht sprechen, nichts leisten, dich nicht entspannen, dich nur so viel bewegen, wie es nötig ist, damit du dich wohlfühlst ... darfst einfach nur daliegen, dich fühlen und ein Stück weit in die Ruhe treiben lassen ... in die nächsten Minuten, in deine wohligen Empfindungen hinein ...

14) ... und du kannst von hier ausgehend ... mit jedem Ausatmen noch ein Stück tiefer gehen ... bis in einen für dich optimal tiefen Zustand der inneren Ausgeglichenheit ... in dem du dich wohlfühlst ... und in dem du dein Wohlergehen ... den dafür zuständigen Teilen in dir übergeben kannst ...

sodass die tiefe Ruhe sich jetzt in dir ausbreiten kann ...

15) ... und noch während die Spannung in deinen Muskeln anhält ... oder doch schon nachlässt ... und dieses oder jenes Geräusch im Raum nicht oder nicht genau zu hören ist ... kannst du schon wieder auf dem Weg sein zu jenem Punkt ... an dem du ein anderes Mal aufgehört hast, dich treiben zu lassen ...

16) … und das, was du eben gedacht hast … zieht noch Gedanken nach sich … und Gefühle …

und die Gedanken ziehen vom Brennpunkt deiner Aufmerksamkeit noch weiter … während deine Gefühle sich ausbreiten wie Farbtupfer … die sich langsam in Wasser auflösen … und auch in die Tiefe absinken …

17) … und während ein Teil deines Bewusstseins im Moment wartet … auf das, was da kommen mag … geht dein Unbewusstes schon wieder den Weg … auf dem deine Muskeln sich mehr und mehr lösen … auf dem deine Aufmerksamkeit sich mehr und mehr löst … zunehmend freier wird für schöne Bilder …

und deine Glieder sinken dabei tiefer … vielleicht unmerklich, aber tiefer … in die weiche Unterlage … breiten sich so richtig gemütlich aus …

18) … und es steht dir völlig frei … dich noch ein bisschen mit den Gedanken zu beschäftigen … die eben noch da waren … und irgendwo in deiner jüngeren oder älteren Vergangenheit entstanden sind …

den Geräuschen zuhören, diesem Wechsel an Tönen … vielleicht auch darin eine gewisse Gleichmäßigkeit entdecken …

und in Gleichmäßigkeit ist irgendwo auch Ruhe, manchmal versteckt … oder dich gleich ein Stück weit tief hineintreiben lassen … in deine innere Ruhe …

und es ist nicht eigentlich nur Ruhe … die du in dir findest, in deiner inneren Tiefe …

es ist irgendwie das Sammeln von Energie in dir … indem du dich löst … von diesem oder jenem … das vorhin vielleicht wichtig war … aber im Moment beiseitegelassen werden kann … und sei es nur für Sekunden … die vielleicht nicht einmal bewusst bemerkt werden … das du beiseitelegen kannst wie ein Buch, das im Moment nichts mehr mit dir zu tun hat … dadurch lässt du Energie los … die sich dann wieder in dir sammelt … dir neu zur Verfügung steht … auch deshalb kannst du dich sinken lassen … jetzt … in die eigene angenehme Schwere und wohlige Wärme …

19) … und weil die verschiedenen Geräusche uns immer mehr oder weniger laut begleiten … Vogelgeräusche, Geräusche, die Menschen immer machen, und anderes … und da sind manchmal auch noch deutliche Bewegungen im Körper … kannst du nun die Unruhe für den Moment ausklingen lassen … und die Ruhe einladen, ihr Raum geben …

20) … und weil es immer ein Weilchen dauert … bis die Gedanken und die Gefühle merklich ausklingen …

kannst du für den Moment deine Empfindungen und Gefühle und Gedanken zurücksinken lassen … so wie der Wind draußen die Geräusche heranträgt oder wegschiebt … und er kommt von weit her dieser Wind … der Wind, der dem Gebäude Leben verleiht, indem er manchmal hörbar an den Ziegeln wackelt, rüttelt … und dann weiterzieht …

so kannst du dich jetzt, für die nächsten Minuten, ausreichend tief sinken lassen …

21) … und deine Ohren sind frei … zu hören …

dein Bewusstes ist frei … das Gehörte zu registrieren … oder wie durch einen sanften Schleier hindurch dämpfen zu lassen …

sodass du nun ruhiger wirst … und deine Ruhe sich weiter und tiefer ausbreitet in dir …

und du den Eindruck haben kannst … die Geräusche wie in einem Nebel zu hören … und der Nebel lichtet sich irgendwann … und es ist angenehm am Nebel, dass er Geräusche dämpft … sie sanft zum Verschwinden bringt … mit ihnen spielt … so als würden die Geräusche an den unendlich vielen einzelnen Wassertropfen abprallen …

und allmählich ihre Bedeutung verlieren … und versinken …

und im Nebel … können nicht nur deine Ohren ausruhen … sondern auch deine Augen … denn sie sehen im Nebel ohnehin nichts oder nur wenig …

22) … und im Ausbreiten der Ruhe … wird die Schwere deines Körpers deutlicher …

und um zum Wesentlichen zu kommen … nimmst du jetzt den Fahrstuhl hinunter … in den Bereich innerhalb deiner Grenzen … der verantwortlich dafür ist, dass die Ruhe sich in dir ausbreiten kann …

und der Alltag bleibt draußen vor der Tür des Aufzugs … die Tür ist gut geräuschisoliert … die Tiefe, in die du mit dem Aufzug fährst, tut ein Übriges … so kann der Alltag draußen Krach machen so viel er will …

während du dich in deinem inneren Raum erholen und ausbreiten kannst … dich vielleicht in einen bequemen Sessel setzt … dich angenehm schwer hineinsinken lässt …

und dem Teil in dir, der zuständig ist für die Kreativität … die Möglichkeit einräumst, jetzt aktiv zu werden … du kannst ihn darum bitten, dir zu helfen, das Kommende für dich optimal zu verarbeiten …

23) … du kannst dir nun wieder die Freiheit geben … dich gemächlich hineintreiben zu lassen … in jenen wohligen Zustand … tiefer

Ruhe ... auf eine Ebene, die die Ruhe sich umfassender ausbreiten lässt, dadurch Neues entstehen lässt ... Neues, das dir guttut ... auf eine Art, auf einem Weg, wie du es dir bewusst vielleicht noch gar nicht vorstellen kannst ...

24) ... in die Ruhe hinein ... begleiten dich die Stimmen der Vögel vor dem Fenster ... die auf ihren Schwingen fast schwerelos durch die Luft gleiten ...

und während du so daliegst ... kannst du dich vielleicht beobachten ... wie sich innerlich dieses oder jenes zu verändern beginnt, auf eine gute Weise ... begleitet von angenehmer Wärme ...

und was sich äußerlich tut mit dem Gesang der Vögel ... dem leisen Lufthauch, der über deine Haut streicht ... wahrnehmen und zulassen ...

25) ... und vielleicht versuchst du es ... während du dich jetzt hier entspannst ... während du die Schwere deines Körpers spürst und seine Wärme ... an manchen Stellen deutlicher ... vielleicht lässt du dabei jetzt einmal deine Ohren wachsen ...

um die einzelnen Vogelstimmen voneinander zu unterscheiden ... und da sind Unterschiede, die du noch nie gehört hast ...

je mehr der Körper zur Ruhe findet ... und es auch innerlich stiller wird ... desto feiner wird dein Gehör ... für die unterschiedlichen Vogelstimmen ... von denen auch viele in deiner Erinnerung gespeichert sind ... die wieder auftauchen und auch vorüberziehen können ... fern in der Vergangenheit und doch auch nah im jetzigen Wiedererleben ...

26) ... und während du vielleicht schon darauf gespannt bist ... wie gut es dir nach dieser Ruhe gehen wird ... hat dein Unbewusstes schon begonnen ... sich zu lockern, deine Gedanken vom Alltag abzulösen ... und dich hinuntersinken zu lassen ... in eine angenehm tiefe Ruhe ...

27) ... und du kannst dir einmal deinen Weg ... der dich wegführt von den Aktivitäten des Tages ... als eine Treppe vorstellen ... auf deren oberster Stufe du jetzt stehst und vielleicht hinunter schaust ...

da sind viele Stufen ... es ist einfach eine breite Treppe mit flachen Stufen ... oben siehst du die Begrenzungen der Stufen noch ganz deutlich ... unten wird das Bild unklar ...

und weil wir wissen, da unten ist ein anderer Zustand ... in dem Ruhe, die tiefe Ruhe, sehr viel Platz hat ... in dem die Zeit eine andere Rolle spielt und in der gewohnten Weise nicht existiert ... in dem das Bewusste anders denkt, anders wahrnimmt ... in dem das Unbewusste mehr Möglichkeiten hat, etwas für dich zu tun, auf seine Art ... so entschließt du dich vielleicht schon jetzt, diese Treppe ein Stück hinunterzugehen ... so weit wie du magst ... und in aller Ruhe ...

28) ... und du lässt deine Gedanken jetzt kommen ... vielleicht kommen sie von links und gehen nach rechts ... oder von vorne nach hinten oder umgekehrt ...

und du kannst sie sehen wie auf einem Bildschirm, wie auf einer Leinwand, wenn du es jetzt willst ... du kannst dich dazu ein Stück zurücklehnen ... nach hinten in die hinteren Reihen deines eigenen inneren Kinos ... und dabei deine Gedanken wie Bilder beobachten ...

und sie verändern sich ... die Farbe kann verblassen ... sie werden vielleicht schwarz und weiß ... und du kannst sie auf dieser Leinwand nun schwarz und weiß sehen ... und in allen Grautönen, die dazwischen liegen ...

es sind diese Dinge, die dich beschäftigen ... während dein Körper hier mit seiner ganzen Schwere ... sich in die weiche Unterlage drückt ... und du kannst das Kino verlassen ... dabei gleichzeitig die Dinge des Tages hinter dir lassen ... und dich irgendwo auf eine Bank setzen ... vielleicht unter einen Baum ...

vielleicht ist es eine Weide ... die schon ihre ersten kleinen Blätter herausgebracht hat ... kannst deine Augen dort schließen ... die laue Luft eines beginnenden Frühlings genießen ... die wärmende Sonne auf deiner Haut, auf der Kleidung genießen ... und dich ein Stück weit treiben lassen ... in die Ruhe ...

Umgang mit störenden Geräuschen und Gedanken

Bei allen Versuchen, zur Ruhe zu kommen und sich dem inneren Geschehen zuzuwenden, können Geräusche, Gedanken oder auch andere Wahrnehmungen als störend empfunden werden (Wilk 1998). Normalerweise wird versucht, diese Ablenkungen durch aktives Wegschieben oder Verdrängen zu entmachten. In aller Regel misslingt das. Stattdessen bringt es zusätzlich Anspannung und Frustration. Einfacher und wesentlich erfolgversprechender ist es, sich nicht gegen derartige Störungen zu wehren, sondern immer dann, wenn sie nicht ausgeschaltet werden können, die Aufmerksamkeit auf sie zu lenken und sie zuzulassen. Dadurch verlieren sie sehr bald an Bedeutung. Um das in den Geschichten zu realisieren, verwende ich Formulierungen, wie sie ähnlich bei Erickson zu finden sind (vgl. z. B. Erickson 1986). Er nutzte den Widerstand seiner Patienten, indem er ihn annahm und seine Vorgehensweise darauf ausrichtete, die Haltung des Patienten für das gemeinsame Ziel zu nutzen. Entsprechend ist eine Geräuschempfindlichkeit nicht etwas, das beseitigt werden muss, vielmehr kann sie als sinnvoll gewürdigt werden, etwa mit der folgenden Formulierung: »Es ist gut, dass die Ohren hören können. Das eine, das sie hören, mag lauter sein, das andere leiser.« Um die Aufmerksamkeit dann zum Körper zu lenken, ist folgender Wortlaut hilfreich: »Daneben gibt es aber auch noch die Fähigkeit jedes Menschen, den eigenen Körper zu spüren.«

Diese Formulierung ist in jedem Fall richtig und sie lenkt die Aufmerksamkeit von den Geräuschen auf den Körper. Weiter kann es gehen mit: »Und vielleicht tritt dann das Geräusch irgendwann einmal für einen kleinen Moment in den Hintergrund. Manchmal häufen sich die kleinen Momente und werden zu einer richtig guten Ruhe. Und das muss jetzt nicht gleich vollständig so sein. Deshalb kann dieser oder jener Muskel sich im Moment ein Stück weit in seiner eigenen Schwere hängen lassen.«

Es wird also die Möglichkeit eingeräumt, und was noch nicht vollständig so ist, wird aber teilweise sein. Indem abwechselnd andere Wahrnehmungsvarianten des Widerstands und alternative Körperwahrnehmungen dargeboten werden, gelingt es dem Teilnehmer immer mehr, sich der erwünschten Ruhe zu öffnen.

Die beiden folgenden Geschichten wenden diese Überlegungen als Hauptthema an. Sie sind sehr gut zur Entspannung geeignet, wenn keine Vorerfahrungen vorhanden sind. Sie können zur Einleitung des autogenen Trainings, eines anderen Entspannungsverfahrens oder auch weiterführend für tiefere Trancen genutzt werden.

Der oben geschilderte Umgang mit den sogenannten »Widerständen« findet sich – in verschiedenen Formulierungen und Bildern – in allen Geschichten wieder. Meist am Anfang, manchmal auch in der Mitte oder am Schluss.

Geräusche loslassen

... und nachdem du nun deine Augen geschlossen haben kannst ... und vielleicht noch eine gewisse Spannung hier oder da in deinen Muskeln spürst ... oder Unruhe in deinen Gedanken erkennen kannst ...

hörst du einmal aufmerksam ... den verschiedenen Geräuschen zu ... die um dich herum zu hören sind ...

versuche nicht, abzuschalten ... oder die Geräusche irgendwie zu verdrängen ... höre ihnen sogar möglichst aufmerksam zu ...

und du kannst dabei feststellen ... vielleicht erstaunt dich das sogar ... dass die Geräusche völlig unabhängig von dir existieren ... zwar hörst du den Vogel in deinem Kopf ... aber wie du weißt, ist er draußen ... während deine Ohren hier sind ...

auch wenn du versuchst, die Geräusche zu ignorieren ... sie verschwinden dadurch nicht aus der Welt ... und wenn du ihnen zuhörst ... werden sie zwar deutlicher in deinem Kopf ... aber existiert haben sie auch schon vorher ...

und so kannst du mit den Geräuschen um dich herum anfangen, was du willst ... sie werden in jedem Fall kommen ... und gehen ...

denn für die Geräusche bist du nur einer von vielen Zuhörern ... gleichgültig ... ob du nun auf sie achtest oder nicht ... sie kommen und gehen ...

und ähnlich ist es mit deinen Gedanken ... sie kommen und gehen ... lass es zu ... versuche als gelassener Beobachter ... den Dingen ihren Lauf zu lassen ...

da sind die Geräusche von außen ... und von innen ... in denen du bei genauem Hinhören ... und mit etwas Fantasie ... vielleicht eine Melodie entdecken kannst ...

monoton und gleichmäßig mag es sich anhören ... oder zufällig und ungeordnet ... und doch kann dein Ohr dir auch einen Zusammenhang vermitteln ... auf den du bewusst vielleicht nie gekommen wärst ...

und so kannst du dich einstellen ... auf die Zeit der Ruhe in diesen Minuten ... begleitet von Geräuschen ... lauteren und leiseren ... und sie werden alle vorüberziehen ... früher oder später ...

und du kannst dich darauf vorbereiten ... diese Zeit jedes Mal zu nutzen ... deinem Unbewussten die Erlaubnis geben ... das für dich Richtige zu tun ... indem du dich mit dem Ausatmen sinken lässt ... angenehm schwer und wohlig warm ... dich in die weiche Unterlage sinken lassen ... um dich gründlich zu erholen ... um dabei Frische aufzunehmen und Klarheit ...

und so wirst du jetzt Frische im Körper und im Fühlen mitbringen ... und Klarheit im Denken ... während du dich nun wieder sammelst ...

sodass du dich nun integrierst, in dich selbst ... auf eine Weise, die für den Alltag optimal ist ...

und dabei mit jedem Einatmen frischer und klarer wirst ... um mit dem Öffnen deiner Augen wach und klar zu sein ...

Alles wahrnehmen – oder loslassen

Der Aufbau dieser Geschichte verringert den Widerstand gegen Geräusche und Gedanken, indem die Worte darauf hinlenken und sogar dazu auffordern, die potenziellen Störquellen anzuschauen. Indem versucht wird, nichts zu versäumen, kommt das Bewusstsein an seine Belastungsgrenze. Die Erlaubnis, das alles loszulassen und stattdessen die eigene Schwere zu spüren und sich in die Ruhe fallen zu lassen, wird dann gerne angenommen. Diese Geschichte kann auch als Einleitung in eine Hypnoseinduktion verwendet werden und hat hier die gleiche Wirkung, nämlich eine wesentliche Reduktion des Widerstandes gegen gesunde Prozesse.

... und weil dein Körper es genießen kann ... seine Schwere nach unten sinken zu lassen ... und die eigene Wärme hier und dort zu spüren ... kannst du nun versuchen, statt sofort in eine angenehm tiefe Ruhe zu gehen ... einmal jedes Geräusch zu hören ... wirklich jedes Geräusch ... sowohl diejenigen, die von draußen hereinkommen ... als auch diejenigen, die hier im Raum sind ...

versuche, kein Geräusch auszulassen ... lass dich nicht durch Gedanken oder Ruhe ablenken ... sondern versuche jedes Geräusch zu hören ... während du einfach nur hier liegst, angenehm schwer und wohlig warm ...

und dann achte gleichzeitig auf deine Gedanken ... versuche jeden Gedanken zu denken ... der sich durch deinen Kopf bewegt ... während du also im Moment auf jedes Geräusch hören kannst ... lass gleichzeitig keinen deiner Gedanken unbeachtet vorüberziehen ... versuche wirklich jeden Gedanken zu erfassen ... und lass dich nicht gleich verlocken ... von diesem wohlbekannten, angenehmen Gefühl tiefer Ruhe ...

achte nun gleichzeitig auch noch auf deine Gefühle und Empfindungen ... in deinem Körper sind Empfindungen ... und du hast Gefühle ... während du die Geräusche hörst und deine Gedanken denkst ... versuche ernsthaft und wirklich gründlich ... jedes deiner Gefühle und jede Empfindung zu spüren ...

und wenn dir das alles irgendwann zu viel wird ... dann kannst du dir jetzt erlauben ... zunächst vielleicht nur für die lange Zeit einiger kurzer Sekunden ... oder aber du darfst es dir schon so ganz richtig erlauben ... auch schon für die nächsten Minuten ... das alles jetzt loszulassen ... für diesen Moment ...

und die angenehme Schwere deines Körpers genießen ... die sich dann in aller Ruhe ... nun ausbreiten kann in dir ...

lass dich innerlich hineinsinken ... in das Gefühl der Ruhe ... alles andere darf für den Moment losgelassen werden ... ein Stück weit ... und manchmal kann man sich in einem vermeintlich nur kurzen Augenblick ... überraschend tief erholen ...

angenehm schwer und rundum wohlig warm kannst du dich in diesem Moment ausruhen ... um dich gründlich zu erholen ... um dabei Frische aufzunehmen und Klarheit ...

und so wirst du Frische mitbringen und Klarheit ... während du dich nun wieder sammelst ... und in deiner eigenen Geschwindigkeit zunehmend wach und klar wirst ...

In-sich-Gehen

Ähnlich wie in den letzten beiden Geschichten wird hier auf die gegenwärtig vorhandenen Gefühle und Gedanken eingegangen. Dabei werden auch die störenden Aspekte berücksichtigt und gewürdigt. Die Aufmerksamkeit wird in diesen Geschichten vertieft. Es geht nicht nur um Geräusche und Gedanken, sondern auch um spezifische innere Wahrnehmungen. Durch die Art der Formulierungen wird eine Lenkung der Aufmerksamkeit erleichtert. Störende werden in neutrale oder interessante Reize verwandelt. Eine Dissoziation von ihnen wird erleichtert. Assoziationen mit Wahrnehmungen der Ruhe werden gefördert. Dabei helfen bildhafte Erinnerungen oder Vorstellungen.

Eingang in die Ruhe

... wenn du dich nun zurücklehnst oder hinlegst ... beginnt sich Ruhe in deinem Körper auszubreiten ... und irgendwann auch in deinen Gedanken ...

und in dieser Ruhe kannst du dich treiben lassen ... und all die Gefühle in deinem Körper fließen lassen ... die dich verbinden mit Ausgeglichenheit ... manchmal bekommt dein Bewusstsein Kontakt mit diesen Gefühlen ... vielleicht mit dem Gefühl von Wärme ... und Gleichförmigkeit ... ein besonderes Gefühl des Friedens ... und manchmal auch dieses ganz eigene Gefühl ... eins zu sein mit den positiven Kräften des Universums ...

und dort, wo die Unruhe Platz macht ... kann Ruhe eintreten ... mit den Geräuschen dieses Raumes ... mit dem Geruch dieses Raumes ... in dem du jetzt gerade bist ... den du bewusst bisher vielleicht noch nie wahrgenommen hast ...

manchmal gehen solche Wechsel sehr schnell voran ... so, wie es heute Morgen vielleicht noch trist und kalt war ... wie es häufig morgens ist ... kann es doch bald ein überraschend schöner Tag werden ... wenn auch nicht immer mit Sonnenschein ... denn auch ohne Sonnenschein entsteht in dir Wärme ...

und wenn die Sonne scheint ... freuen sich auch die Vögel über die Wärme ... die Pflanzen beginnen gleich viel eifriger, ihr Blätterkleid zu entfalten ... und so wie die Natur sich sehr schnell umstellen kann ... so ist es uns möglich ... uns innerhalb von Minuten auf eine tiefe und wohltuende Ruhe einzulassen ...

und so kannst du es genießen ... die Ruhe spüren ... und dich in der Ruhe spüren ... ganz ausgiebig deinen Körper in seinem ihm eigenen Einklang schwingen lassen ...

dich deinem Körper zuwenden ... immer mal wieder ... vielleicht die Haare an deiner Stirn spüren ... das Gewicht deines Unterkiefers ... der nach unten sinken möchte ... in der Ruhe ... die sich nun ausbreitet ... die sanfte Lösung deiner Lippen voneinander ...

wobei die Schwere deines Körpers sich tief hineindrückt in die weiche Unterlage ... dabei wird deine Ruhe tiefer ...

und weil die Ruhe nun schon etwas tiefer geworden ist ... und mit jedem Ausatmen noch ein Stück tiefer werden kann ... kannst du immer mal wieder freudig überrascht werden ... von deiner angeborenen Fähigkeit ... dich schnell und gründlich und tief ... zu lösen ... vom Alltag ... und dabei ein sehr weites Gefühl ... der Losgelöstheit innerlich spüren ... kannst es sich ausbreiten lassen in dir ...

kannst dich wiegen lassen ... von deiner regelmäßigen und gleichmäßigen Atmung ... die dich breiter und größer werden lässt mit dem Einatmen ... und etwas schmaler ... und ruhiger mit dem Ausatmen ...

und während du dir auf diese Weise näherkommst ... dieser Grundlage für dein Sein ... ermöglichst du deinem Unbewussten ... sein Wissen ... über das, was gut ist für dich ... anzuwenden ...

und so wie der Wind das tut ... was gut ist für die Natur ... weißt du ... dass es gut ist für dich ... manches nicht bewusst zu wissen ... und dich dabei oder dadurch wohlzufühlen ... denn es ist entlastend ... manches nicht wissen zu müssen ... und das weißt du aus deinem tiefsten Inneren heraus ...

weil du es manchmal vergisst ... nicht denken zu müssen ... nicht hören zu müssen ...

den Körper deutlicher spüren an dieser Stelle oder an jener ... dich bequemer hinlegen dürfen ... wenn dir danach ist ... das Gewicht der wärmenden Kleidung auf deinem Körper spüren ...

und so sollst du es genießen ... bei dir zu sein ... in deinem Körper ... für den Moment ... ihn spüren und mögen ...

und auf diese Weise Selbstheilungskräfte fördern ... ohne bewusst davon wissen zu müssen ...

kannst irgendwo in dir Freude entdecken ... wie farbige Kleckse oder Sterne ... die ausstrahlen in deine Zellen und Gedanken und Gefühle ... vielleicht stille Freude darüber ... dass du hier bist ... dass du da bist ... dass es dich gibt ...

so wirst du dich nun wieder sammeln ... und mehr oder weniger gemächlich ... hierher bewegen ... ganz in deiner eigenen Geschwindigkeit ... und du bringst ein Bewusstsein von dieser tiefen Ruhe mit ...

um beim Öffnen deiner Augen wieder ganz wach zu werden ...

Suche nach der Unruhe

In dieser Geschichte wird die Unruhe aufgesucht und in etwas Sinnvolles verwandelt. Schon alleine die Absicht, die Unruhe nicht mehr nur als störend und unerwünscht zu betrachten, fördert das Entstehen der Trance. Der Zuhörer wird vom gewohnten Umgang mit einem unangenehmen Aspekt des alltäglichen Erlebens, nämlich der Unruhe, dissoziiert.

Darüber hinaus ist diese Geschichte eine Metapher für einen alternativen Umgang mit allem, was im Leben als störend empfunden wird.

Manchmal schildern die Teilnehmer direkt nach dieser Trance Lösungen für eigene Probleme, die ihnen während der Geschichte eingefallen sind.

... und während du also auf deinem Weg bist ... hinunterzusinken ... in eine mehr oder weniger tiefe Ruhe ...

haben die Aktivitäten des bisherigen Tages ... und der Zeit davor ... hier und da im Körper ... und in den fast unendlichen Wegen des Gehirns ... vielleicht eine Restaktivität oder eine gewisse Unruhe hinterlassen ...

und du kannst einmal hineingehen ... mit deinem inneren Beobachter ... und dich auf die Suche begeben ... nach dieser Restaktivität der Alltagsgedanken ... nach dieser Unruhe ... während deine Glieder mit dem Ausatmen jetzt hier hinuntersinken ... in die weiche, warme Unterlage ...

und ich weiß nicht ... ob du im Körper anfängst ... oder im Gehirn ... mit der Suche nach der Unruhe des Alltags ... und du kannst bald Spuren entdecken ... Spuren, die die Unruhe hinterlassen hat im Körper ...

da sind auch Anspannungen in den Muskeln ... da ist eine geringere Durchblutung der Haut an manchen Stellen ... und vielleicht noch eine gewisse Schnelligkeit der Atmung ... des Herzschlags ...

und so näherst du dich deiner persönlichen Unruhe ... während draußen ... außerhalb des Hauses ... der Wind immer mal wieder eine gewisse Unruhe in die Blätter der Bäume bringt ... damit sie danach wieder zurückschwingen ... wenn der Wind nachlässt ... und sich für eine Weile ganz ruhig hängen lassen können ...

bis wieder ein Windstoß kommt ... dem irgendwann die Ruhe folgt ... und immer so fort ...

und ich weiß auch nicht ... wie deine Unruhe aussieht ... die durch das Tagesgeschehen entstanden ist ... ob sie ein kleiner Zwerg ist ... flink wuselnd ... durch die Gänge des Körpers ... durch seine Hallen ... und schmalen Gassen ... oder eine kleine Maus ... oder ein Kribbeln irgendwo ... oder ob sie irgendwie ganz anders aussieht ... während du einfach nur hier liegst ... angenehm schwer und wohlig warm ...

und so kannst du dich ihr nähern ... der Un-Ruhe ... und vielleicht hin und wieder auch schon einmal einen Blick erhaschen ...

während der Wind auch über die Dachziegel streicht ... manchmal lautlos ... er hebt dieses oder jenes Blatt vom Boden auf ... und lässt es wieder los ... sodass es fast schwerelos hinunter schwebt ... um irgendwann unten anzukommen ... dort leicht liegen zu bleiben ... bis zum nächsten Windstoß ...

und wenn du einmal zurückblickst ... jeder Gedanke, jedes Geräusch, auch jeder Schmerz hat irgendwann aufgehört ... ist zunächst vielleicht nur einmal kurz abgeklungen ... und hat irgendwann aufgehört ... eine bedeutende Rolle in deinem Leben zu spielen ...

und vielleicht merkst du schon jetzt irgendwie ... dass sie unwirklicher wird, die Un-Ruhe ... weil sie beginnt, sich aufzulösen ... so wie das Geräusch eines in der Tiefe des Himmels vorüberfliegenden Flugzeugs ... das mal laut, mal leise zu hören ist ... und ganz allmählich ... und ganz sicher ... verschwinden wird ...

so taucht auch deine persönliche Unruhe hier und da vielleicht noch einmal auf ...

um dann zu verschwinden ... und nur die Spuren erinnern irgendwann noch daran ... dass sie da war ... die Unruhe ...

hin und wieder schaut sie noch einmal herein ... aber eigentlich ... möchte sie nach Hause gehen ... und sich ausruhen ...

und wie du weißt ... ist es auch anstrengend ... Unruhe zu verbreiten ... oder gar unruhig zu sein ... und so braucht denn jede Unruhe immer wieder auch ihre Ruhe ... um für den nächsten Unruhealltag wieder genügend ausgeruht zu sein ... um dann in aller Ruhe Unruhe verbreiten zu können ... in den Gassen ... und Hallen des Körpers ...

und manchmal begrüßen wir sie ... die Unruhe ... denn ohne Unruhe ... würden wir Ruhe nicht kennen ... und schätzen ...

und so kannst du dich in aller Freundschaft ... oder Feindschaft ... und mit aller Zeit ... die du in der nächsten Minute dafür brauchst ... für heute verabschieden von deiner Unruhe ... des bisherigen Tages ...

und wirst dann, nachdem es jetzt für dich in Ordnung ist so ... diese Dinge abschließen ... auf deine Weise ...

und in deiner eigenen Geschwindigkeit zurückkehren ...

zu mir in diesen Raum und in diese Zeit ... und die innere Ruhe weiterhin genießen ... während du nun ganz klar und wach wirst ... mit jedem Einatmen mehr und mehr ...

Von der anderen Seite auf die eine

In der folgenden Geschichte wird Unruhe von etwas Diffusem, Unfassbarem umgewandelt in etwas, das man anschauen und anfassen kann und das sich bewegen lässt. Dadurch wird Einfluss gewonnen über etwas, das bisher meist unbeeinflussbar schien.

... und während du dich sinken lässt ... angenehm schwer ... und wohlig warm ...

kannst du beobachten ... oder auch darauf warten ... wie es ruhiger wird ... auch im Kopf ... und bevor du die Ruhe so richtig genießt ... kannst du noch einmal deine Unruhe betrachten ... denn du brauchst nicht gleich völlig ruhig werden ... du hast noch genügend Zeit in den nächsten Minuten ... um wirklich ruhig zu werden ...

so wie das menschliche Gehirn arbeitet ... baut es sich Bilder von den Begriffen ... und es gibt auch Bilder und Gefühle ... die Unruhe bedeuten ... und während dein Körper sich angenehm schwer ... auf die Unterlage sinken lässt ... kann sich ein Bild oder ein Gefühl herauskristallisieren ... das für dich persönlich Unruhe bedeutet ...

und jeder hat so seine ganz persönlichen Eindrücke davon, wie Unruhe aussieht ... und wie sie sich innerlich anfühlt ... und während deine Ohren immer mal wieder ein Geräusch registrieren ... ohne es gleich an die Zentrale weiterleiten zu müssen ... denn so manches Geräusch landet im Papierkorb oder versumpft irgendwo auf dem Weg zu deiner Aufmerksamkeit ... anstatt von dir bewusst gehört zu werden ... woher sollte dein Bewusstsein auch davon wissen ... kennt es diesen Papierkorb doch vielleicht gar nicht ... und wird ihn wohl auch nie kennenlernen ... außer vielleicht bei anderen irgendwie ... und so kannst du die Unruhe oder dein Bild davon einmal in allen Einzelheiten betrachten ...

jeder versteht etwas anderes für sich unter Ruhe ... und Unruhe ... und Ruhe muss nicht das Fehlen von Unruhe sein ... und Unruhe muss nicht die Abwesenheit von Ruhe sein ... denn auch in der Un-Ruhe steckt irgendwo die Ruhe ...

dieses Bild der Unruhe muss nicht farbig sein ... und es muss auch nicht komplett sein ... vielleicht ist es nur ein flüchtiger Eindruck oder Ausdruck eines Bildes ... vielleicht ist es ein Bild ohne Rahmen ... vielleicht sind es viele Bilder, die durch deinen Kopf wandern ... von einer Seite auf die andere ... oder von der anderen Seite auf die eine ...

vielleicht ist es auch gar kein Bild, sondern nur so ein Gefühl ... und so kannst du dieses Bild der Unruhe ... das vielleicht keines ist ... auf die eine Seite räumen ... und auf der anderen Seite dein Bild oder Gefühl der Ruhe entstehen lassen ... deine ganz persönliche Ruhe ... die zu dir gehört ... wie deine Art, Freude zu empfinden ... die sich so nur in deinem Körper ausbreitet ... wie du es in der Vergangenheit schon so oft genießen konntest ...

und auch die Ruhe muss nicht gleich komplett sein ... du kannst dir jetzt die nötige Zeit nehmen ... um diesen Eindruck der Ruhe in dir entstehen zu lassen ... sich ausbreiten lassen ... in den ganzen Körper ... und in die Stimmungen ... und das muss nicht heute abgeschlossen werden ... sodass die Ruhe die für dich richtige Gestalt annehmen kann ... und auch die Ruhe muss nicht farbig sein ... denn Ruhe ist angenehmer, wenn sie leise daherkommt ...

und so kannst du ... sobald du dazu bereit bist ... deine Ruhe oder dein Gefühl innerlich wachsen lassen ... vielleicht, indem du das Bild der Ruhe näher heranholst ... in deiner Vorstellung ... oder zu deinem Bild der Ruhe hingehst ... bis es so nah ist, dass dein ganzes Gesichtsfeld davon ausgefüllt wird ... von der angenehmen Ruhe ... und dann, wenn du bereit bist dazu ... wird deine Ruhe tiefer ... die Ruhe wird auf ihre Weise dreidimensional ... breitet sich aus, auch in die Tiefe ...

gewinnt Raum nach hinten und vorne ... und du kannst dir die Freiheit nehmen ... die du brauchst ... um sie gewähren zu lassen ... die Ruhe ... und ihre wohltuenden Folgen im Körper ... in den Gedanken und Gefühlen ... weich und still ...

genauso wie die Unruhe, die auch ihren Platz braucht ... die hier oder da manchmal wieder auftaucht ... und wieder verschwindet ... und dabei leiser wird ... und immer mehr abklingen kann ...

und so kannst du gerade jetzt deine Ruhe ausgiebig genießen ... vielleicht nur für einige wenige Momente ... in all ihren Bestandteilen ... mit deinem ganzen Körper ... und auch dem Kopf ... und dem, was man Psyche nennt ...

und auch das Wissen um Unruhe irgendwo anders ... kann die eigene wohltuende Ruhe vertiefen ...

denn wir wissen ... nur aus der Ruhe wächst die Handlungsfähigkeit ... um die Dinge des Lebens auf die richtige Weise anzupacken ...

und so verbessern sich diese Voraussetzungen in dir weiterhin ... auch nachdem du dich wieder sammelst ... und nun in deiner eigenen Geschwindigkeit hierher zurückorientierst ...

und vielleicht überrascht es dich dann ... irgendwann festzustellen ... dass mit dem richtigen Maß an innerer Ruhe ... die Anforderungen des Alltags tatsächlich kleiner werden ... sodass du nun wach und klar wirst ...

Stufen der Körperwahrnehmung

Durch die Wahrnehmung der Veränderungen, die der Körper in Ruhe erfährt, wird zum einen die Aufmerksamkeit auf die Ruhe gelenkt und damit von der Unruhe des Alltags dissoziiert, zum anderen wird auf einem sehr konkreten Weg eine Trance induziert, die sich auf die gleiche Weise leicht vertiefen lässt. Als weiterer wichtiger Punkt ist die Erweiterung des Einflusses auf körperliche Vorgänge zu nennen, die sich durch die Wiederholung dieser Geschichte oder von Elementen aus ihr praktisch nebenbei ergibt. Dieser Einfluss kann genutzt werden, um Störungen wie Schmerzen, Ängste, Verspannungen, Entzündungen oder andere Beschwerden zu bessern oder an der Entstehung zu hindern.

... und während du so daliegst ... kannst du in deiner Vorstellung ... durch deinen Körper wandern ... wie auf einer Treppe vielleicht ... mit jedem Atemzug breitet sich deine Ruhe aus ... werden die Gedanken des Tages sich auflösen ... wie die Wolken nach einem Gewitter ... vielleicht zögerlich am Anfang ... werden die Gedanken und Empfindungen mehr und mehr verblassen ... und deine Körperempfindungen deutlicher und angenehmer ...

nach dem ersten Schritt ... es ist die Stufe der Schwere ... kannst du deine angenehme Schwere spüren ... mit der dein Körper sich hineindrückt in die weiche Unterlage ... die Schwere deines Kopfes ... weil deine Halsmuskeln sich lockern ... dein Kopf liegt frei und gelöst auf der weichen Unterlage ... die Schwere deiner Schultern, deiner Arme ... die Schwere deiner Hüften, deiner Beine und Füße ... es ist die Stufe der angenehmen, eigenen Schwere ... und mit der Empfindung dieser Schwere wird die innere Ruhe ein Stückchen deutlicher in deinem Körper ... und vielleicht auch tiefer ...

eine Stufe weiter hinunter ... eine Stufe tiefer ... ist die Ebene der Wärme ... vielleicht scheint die Sonne hier ... oder du liegst in der Badewanne ... träge ... umgeben von wohlig warmem Wasser ... warm und wohlriechend ... und wie das dort eben so ist ... deine Fußsohlen kribbeln angenehm ... deine Füße sind voller Wärme ... die ganze Haut pulsiert und kribbelt wohlig ... die Wärme breitet sich tief hinein in das Gewebe deines Körpers aus ... in deine Muskeln und Gelenke ... Heilendes wird mit der Wärme gebracht ... und an der richtigen Stelle eingefügt ... Schädliches abtransportiert ... und in Wärme lockern sich die Muskeln besonders gut ... angenehm träge liegt dein Körper in der Wärme ... und deine Ruhe wird vielleicht ein Stück tiefer ... dieses Urvertrauen in die eigenen, unbewussten Fähigkeiten ... Gesundes zu stärken im Körper ... Krankes zu heilen ... nimmt zu ...

aus vielen Erfahrungen in deiner persönlichen Vergangenheit weißt du ... dass du diesen Fähigkeiten in dir vertrauen kannst ...

einen Schritt tiefer ist die Ebene der gleichmäßigen Bewegung ... so wie Wellen gleichmäßig an den Strand rollen ... so bewegt sich dein Atem ... gleichmäßig und ruhig ... leicht und frei ...

und du kannst es einfach sein lassen ... kannst dich vertrauensvoll diesem gleichmäßigen Rhythmus hingeben ... der wichtige Sauerstoff wird dabei auf unbewusste Art genau richtig in deinem ganzen Körper verteilt ... dein Unbewusstes regelt es ... dein Bewusstes kann es vertrauensvoll delegieren ... und überall in deinen Körper ... kommt mit der Wärme der Sauerstoff ... der mit der gleichmäßigen Atmung aufgenommen wird ... und dorthin verteilt wird, wo er gebraucht wird ... und dieser gesunde Prozess kann nun in den nächsten Minuten noch verbessert werden ... weil diese Verbesserung dann beibehalten wird ... auch über die Ruhe hinaus ... jeder Muskel wird mit Energie versorgt ... mit Energie, die zunächst vielleicht ungenutzt als Reserve schlummern kann ... eine Belebung des ganzen Körpers ... und die Ruhe kann sich noch weiter ausbreiten ... tiefe, erholsame Ruhe ...

der nächste Schritt führt dich auf die Ebene der Stetigkeit ... dein ganzer Körper wird gleichmäßig und stetig durchpulst ... mit Energie und Wärme versorgt ... Schädigendes wird abtransportiert und abgegeben ... stetig ... in einer unendlichen Aneinanderreihung schlägt der Puls ... immer und immer wieder ... und auch das steuert dein Unbewusstes ohne dein bewusstes Zutun ... du kannst dich sorglos und gelassen ... auch dieser Funktion deines Körpers überlassen ... und die Ruhe genießen ...

und der nächste Schritt bringt eine warme Bewegung in deinem Bauch mit sich ... die Wärme umhüllt jeden einzelnen Muskel im Bauch, durchströmt alle Organe ... sie durchströmt und lockert ... selbst dort, wo du bewusst keine Muskeln vermutet hättest ... weiche Muskeln in deinem Bauch und wohlige Wärme in den Organen ... sie fördert das gute Geschehen in dir ... das deinen Körper aufbaut und heilt und schützt ... ihm wichtige Energie zuführt ... unbewusst ... und in dieser beruhigenden Gewissheit ... die du schon oft erfahren hast in der Vergangenheit ... kann die Ruhe sich noch ein Stück mehr ausbreiten mit der Wärme ... in die entferntesten Winkel und Gelenke deines Körpers ...

der nächste Schritt schließlich ... lässt eine angenehme Kühle wie einen Windhauch über deine Stirn ziehen ... eine frische Kühle ... eine Lockerung der Gedanken ist die Folge ... eine weite Sicht nach innen ... und eine fröhliche Gelassenheit allen Dingen gegenüber ... wird möglich und beginnt jede einzelne Zelle deines Körpers zu beleben ... und auf dieser Stufe nun bildet deine jetzige Ruhe, die Lockerung die

Grundlage für den Beginn einer neuen Sicht der Dinge ... der Alltag ist hier ganz nebensächlich ... und hier, durch die Ruhe des Unbewussten ... die es bekommt ... weil das Bewusste nichts Wichtiges tun muss für den Moment ... können sich neue Perspektiven eröffnen ... neue Türen ... und wenn du willst ... kannst du dich hier einmal umsehen und umhören, wenn es für dich gerade passt ... und dich dabei einfach nur wohlfühlen ... kannst es genießen ... dass dein Körper sich gründlich erholt ... auf seine eigene Art Gesundes stärkt und Krankes heilt ...

und dann ... nach ausreichender Zeit ... nachdem du es auf unbewusste Weise so eingerichtet hast ... dass es für dich jetzt in Ordnung ist ... beginnst du dich nun wieder nach oben zu orientieren ... und schließt jetzt diese Dinge für den Moment erst einmal ab ...

du kannst die Treppen in deiner eigenen Geschwindigkeit zu Fuß hinaufgehen ... oder einen Fahrstuhl benutzen ... oder Rolltreppen ... ganz wie du willst ... in deiner eigenen Geschwindigkeit ... und dich dabei vollständig und auf eine sehr wirkungsvolle Weise integrieren ... erneuern und erfrischen ...

und mit dem Öffnen deiner Augen wirst du jetzt wach und frisch ...

Inneres und Äußeres

Neben anderen, schon genannten Zielen, soll durch diese Geschichte die Nähe zu sich selbst gefördert werden. Indem man sich besser von der umgebenden Welt abgegrenzt als Einheit erlebt, kann man sich bewusster mit ihr verbinden.

Die Geschichte stärkt das Bewusstsein des eigenen Körpers und ermutigt, sich selbst zu mögen.

... und mit zunehmender Ruhe kannst du dich innerlich irgendwie ausbreiten ... dich nach innen irgendwie tiefer ausdehnen ... während in unruhigen Zeiten deine Aufmerksamkeit sich schnell auf viele einzelne, häufig sehr kleine Punkte konzentriert ... und dabei der innere Raum klein ist ... kann sie nun gelassener werden ... die Aufmerksamkeit ... dein Gefühl für dich selbst ... und für die Dinge um dich herum ... während die Sonne draußen irgendwo durch manches Wolkenloch scheint ... und die Bäume hell anstrahlt ... die Blätter sind ganz verschieden grün ... werden erwärmt von der Sonne ... können sich weiten und geschmeidig bewegen ... durch die wohlige Wärme ...

und ganz gleich, wie sehr du dich sonst magst ... kannst du es im Moment genießen ... und wenn es nur für einen Moment ist – das muss nicht länger sein – ein Moment ist völlig ausreichend und kann länger sein als der Verstand denkt ... dich selbst zu spüren ... an manchen Grenzen deines Selbst ... mit deiner Umgebung ... da, wo dein Inneres zu Ende ist ... an deiner Haut ... wo Außen beginnt ... was du sonst meist gar nicht unterscheidest ... denn es ist nicht so einfach ... wie draußen die Vögel zu hören ... bewusst zu spüren ... wo dein Inneres aufhört ... dort oder hier ... deshalb kannst du dich jetzt noch ein Stückchen tiefer sinken lassen ... in eine angenehme Ruhe ...

so, wie du aus der Nähe siehst ... wo das Blatt seine Grenzen hat ... aus der Entfernung siehst du nur den grünen Mantel des Baumes ... und keine einzelnen Blätter ... des Baumes ... des Busches ... der Blume ...

in deinem Kontakt mit der weichen Unterlage ... und der Berührung deiner Haut mit deiner Kleidung ... während dein Atem deinen Körper an dem Stoff deiner Kleidung entlangbewegt ... während du es zunehmend genießen darfst ... dich zu spüren ... hörst du vielleicht irgendwo auch noch Vogelstimmen ... Autos, die vorüberfahren ... das Hören beginnt in den Ohren ... und endet in deinen Gefühlen ...

die sich über deinen Körper ausbreiten ... und dort viele verschiedene Reaktionen auslösen ... manche halten lange an ... genauso wie der Eindruck der grünen Bäume ... und die melodischen Vogelstimmen ... beruhigend wirken im Allgemeinen ... auch dann, wenn deine Augen geschlossen sind ... und du dich treiben lässt ... und das Bild eines von der Sonne angestrahlten Baumes in dir Wärme verbreitet ... lockernde Wärme ...

und dein Unbewusstes kann aus all den anderen Geräuschen heraus ... die schöne Vogelstimme herausfiltern, die deine Ohren umschmeichelt ... schon dort Gefühle auslöst ... die kleine und zarte Vogelstimme ... warm und auch prickelnd ... was so eine kleine Vogelstimme alles bewirken kann ... im Kopf ... im Körper ... in den Gefühlen ... genießen dürfen für den Moment ... und darüber hinaus ...

und diese Gefühle bewegen sich leicht durch den ganzen Körper … und sind an manchen Stellen besonders intensiv und farbig … so integriert sich Inneres und Äußeres … auf eine gute Art …

das zumeist unbewusste Riechen des Raumes hier … es beginnt außen vor deiner Nase … und führt nach innen … und kann zu ganz außergewöhnlich intensiven Gefühlen führen …

er hat seinen ganz eigenen Geruch … dieser Raum … die persönliche Note dieses Raumgeruches hat sich schon beim ersten Mal … als du hier warst … unbewusst in deinem Gedächtnis eingeprägt … und so könnte dein Unbewusstes diesen Raum jederzeit wiedererkennen … allein an seinem Geruch von jedem anderen Raumgeruch unterscheiden … und wie viele verschiedene Raumgerüche … mögen in deiner Nase gespeichert sein … oder wo auch immer im Körper …

auch deshalb kannst du es jetzt genießen … einfach nur dazuliegen … angenehm schwer oder leicht … und wohlig warm …

und so ist der von außen hereinkommende Geruch in unserem Inneren verbunden … mit vielen Ereignissen und Erlebnissen in unserer Vergangenheit … und Möglichkeiten in unserer Zukunft … er verhilft uns zu schönen Erinnerungen … in den verschiedensten Situationen … oft unerwartet und immer willkommen …

und so kannst du dich mehr und tiefer ausbreiten lassen … hier und jetzt … innerlich und äußerlich … und es genießen … während dein Unbewusstes am Wesentlichen arbeitet …

und dort, wo dein Inneres an dein Äußeres grenzt … kannst du eine ganz eigene, irgendwie lustvolle Empfindung haben … wenn du diese Grenze spürst … sie mit deinem Gefühl entlanggehst … wie an einer interessanten Mauer … mal mehr auf der einen Seite … mal mehr auf der anderen … denn es ist ein aufregend schönes Gefühl … sich zu spüren …

sich als ein wertvolles, als ein abgeschlossenes Wesen zu spüren … als eine Einheit … und sei es auch nur für einen Moment … jetzt … und dass du deine Außenwelt bewusst berühren und wahrnehmen kannst ... und dich selbst mögen kannst ... in Abgrenzung zum Äußeren ... so, wie das Auge das warm und hell beschienene Blatt mit seinem schönen Grün ... in der warmen Sonne mag ...

und dann, nachdem du diese Gedanken und Erlebnisse für dich in die richtige Ordnung gebracht hast ... wirst du das Begonnene jetzt abschließen ... sorgfältig ... damit dein Unbewusstes zu einem späteren Zeitpunkt daran weiterarbeiten kann ... besonders nachts im Schlaf ...

kommst du in deiner eigenen Geschwindigkeit jetzt wieder hierher zurück ... und kannst dabei mehr und mehr bewusst spüren ... wie du mit jedem Atemzug frischer und klarer wirst ...

Einfach nur daliegen

Sich einfach nur in Ruhe liegen lassen. Ohne Ansprüche. Den eigenen Körper in seiner Ruhe fühlen dürfen. Das ist viel mehr als man glaubt, bis man sich die Gelegenheit gibt, es einige Male erfahren zu dürfen.

... und weil du deinen Körper nun wieder etwas deutlicher spüren kannst ... kannst du noch einmal hindurchwandern ... von den Fingerspitzen über die Arme ... kannst dir Zeit lassen dabei ... während deine Gedanken ihren Weg gehen ...

und irgendwo im Körper kannst du eine Stelle finden ... einen Muskel ... der fast optimal gelöst ist ...

und so wanderst du mit deinem inneren Gefühl durch deine Arme ... in den Kopf und von dort durch den Hals nach unten ... du spürst die einzelnen Teile deines Körpers ... unterschiedlich deutlich ...

und irgendwo ... vielleicht im Bauch ... oder im Unterschenkel ... oder ganz woanders ... fühlst du diese wohlige Ruhe besonders gut ... und du kannst dir Zeit lassen, dieses gute Gefühl der tiefen Ruhe zu finden ...

und es kann so aussehen ... dass dieser besonders ruhige Bereich auf eine angenehme Weise ... besonders schwer aufliegt ... und sich besonders warm anfühlt ... und die Schwere und die Wärme können sich von dort ausbreiten ... sodass eine wohlige Wärme sich nach oben und nach unten ausbreitet ...

die dich wie einen warmen Hauch auch äußerlich umgibt ... wie du es kennst ... von manchen Gelegenheiten ... unter einer leichten warmen Decke zu liegen ... die die Wärme deines Körpers an dich zurückgibt ... und dich schützend einhüllt ...

sodass du dich öffnen kannst ... für die gesunden Prozesse der Erneuerung ... zur rechten Zeit ... wie im wohltuenden Schlaf in der Nacht ... während du einfach nur daliegst ... ruhig und warm ...

während dein Unbewusstes ganz selbstverständlich dafür sorgt ... dass es dir gut geht ... dass die wichtigen Dinge auf andere, manchmal auf neue Weise effektiv begonnen und abgeschlossen werden ... während du einfach so daliegst ... dies oder jenes wahrnimmst ... denkst ... fühlst ... dabei insgesamt angenehm schwer und wohlig warm sein dürfen ...

und es ist sehr schön ... sich dieser Ruhe anvertrauen zu dürfen ... dieser Fürsorge und Weisheit des eigenen Körpers ... anvertrauen dürfen ... in dem Bewusstsein ... dass für die nächste Zeit ... für die Zeit der Ruhe und der Erholung ... die Dinge des Alltags draußen im Alltag bleiben ...

und die anderen Dinge ... die erledigt werden müssen ... von der richtigen Instanz in dir auf die angemessene Weise erledigt werden ... während du einfach so daliegst ... das Bewusstsein des eigenen Körpers genießt ... während deine Glieder sich in die weiche Unterlage sinken lassen ... angenehm schwer und wohlig warm ...

und mit dem Vertrauen ... dem tiefen Vertrauen in dich ... durch die Gewissheit und deine Erfahrungen aus der Vergangenheit ... diese Fähigkeiten zu haben ... und auch schon oft genutzt zu haben ... jede Nacht und manchmal auch tagsüber ...

und vielleicht mit der unbewussten Absicht ... es heute Abend vor dem Schlafengehen noch einmal ganz bewusst zu tun ... dich gehen zu lassen ... die Dinge des Alltags draußen zu lassen ... und dich auf unbewusster Ebene dabei besonders gründlich erholen ...

und so kehrst du nun in deiner eigenen Geschwindigkeit behutsam und vollständig hierher zurück ...

Gedanken am Wegrand

Auf einem Weg in die Ruhe seine Gedanken sinken lassen. Die Gedanken bekommen eine Gestalt und dürfen losgelassen werden. Entspannende Bilder werden zugelassen und genossen.

... deine Glieder sinken in der Ruhe immer mehr oder weniger hinunter in ihre eigene Schwere ... denn die Gedanken des Tages ... bekommen in jeder Ruhe immer schwerere Beine und Füße ... sie lassen dabei ihre Energie los ... ihre Bedeutung ... die Gedanken und Wichtigkeiten des Tages ...

ein Gedanke nach dem anderen ... sinkt schwer an den Wegrand in die Ruhe ... auf die Seite ... verliert dabei allmählich seine Bedeutung ...

und mit jedem Gedanken, der sich verabschiedet ... breitet sich mehr Ruhe aus in den Räumen deiner Gedanken ... was sich wiederum beruhigend auf deine Muskeln auswirkt ... von denen viele nun Pause haben ...

hinter den geschlossenen Lidern ... kannst du dich den Farben zuwenden ... die dort immer auftauchen ... wenn du deine Augen schließt ... ich weiß nicht ... ob du sie je zuvor beachtet hast ... manchmal bilden sich Ringe ... die zu farbigen Bällen werden können ... oder auch zu Linien ... diese Farben sind unterschiedlich intensiv ... so kann ein Blau in der Mitte tief gesättigt sein ... und am Rand weißlich werden ... oder auch umgekehrt ... ähnlich gefärbt kannst du seltene Steine in der Natur finden ...

und so kannst du beobachten ... während du auch hinter geschlossenen Augenlidern Farben siehst ... wie manche Gedanken im Hintergrund noch durch deinen Kopf wandern ... die dort jetzt eigentlich nicht mehr sein brauchen ... die sich auch ausruhen dürfen ...

sie kommen ... und gehen, im Hintergrund ... wie in den hinteren Reihen eines dunklen Kinos ... in dem vorne die hellen Bilder des Filmes laufen ... kaum einer verirrt sich mit der Zeit noch nach vorne ... ins Bewusstsein ...

und vielleicht möchtest du irgendwann auch einmal versuchen die Farben vor deinen Augen zu verändern ... um deine Lieblingsfarbe stärker herauskommen zu lassen ... ohne einen direkten Einfluss darauf zu nehmen ... kannst du dir vielleicht einmal vorstellen ... wie sie aussieht ... deine Lieblingsfarbe ...

und wenn du dir die Freiheit nimmst ... auszuprobieren ... auf dieser Ebene ... kannst du dabei vielleicht mit geschlossenen Augen kleine Veränderungen in den Farben beobachten ... oder auch größere ... während du einfach so hier liegst ... angenehm schwer und wohlig warm ... und die Gedanken einer nach dem anderen mit schweren Beinen liegen geblieben sind am Wegrand ... in die heilsame Ruhe gesunken ... und nun schon tief und selig vor sich hinschlafen ... am Wegrand in der warmen Sonne ... im Gras unter schattigen Bäumen ...

und nur noch einige wenige schleppen sich pflichtbewusst voran ... aber auch sie verlieren zunehmend die Lust ... und das ist gut so ... sodass die Ruhe in dir sich nun tiefer ausbreitet ... wie warme Wellen ... die bis in den verborgensten Winkel deines Körpers hineinlaufen ... und dort ein warmes, ruhiges Echo auslösen ...

eine Ruhe, in der du vielleicht Lust hast ... die Farben hinter deinen geschlossenen Lidern zu sehen ... sie kommen lassen ... sich verändern lassen ...

und mit jeder Farbe, die du so siehst ... die du auf dich zukommen lässt ... in der Ruhe ... ist auf irgendeine Weise ein Gefühl verbunden ... das du haben kannst ... und gleichgültig, welche Farbe du jetzt siehst ... oder auch nicht siehst ... und auch wenn es nur grau ist oder schwarz ... schau einmal für einen Augenblick etwas genauer hin ... spüre hin ... ob etwas zu fühlen ist in dieser Farbe ... oder daneben ... lass diese Farbe deshalb mit dem, was von ihr ausgeht, auf dich einwirken ... wenn du magst ... lass sie auf dich zukommen ... lass die Farbe sich verändern oder erhalten ... lerne in diesem Moment vielleicht ...

sie auf eine leichte, unbewusste Art gehen und kommen und wieder gehen zu lassen ...

sie kann sich vielleicht ausbreiten irgendwo in dir ... vielleicht läuft das Gefühl, das zu ihr gehört, wellenförmig hinunter ... knapp unter oder über der Haut ... oder dieses Gefühl ist überhaupt vor allem in deinem Bauch zu spüren ... wie ein Prickeln ... oder wie eine warme Welle ... die dich ausfüllt und von innen wärmt ... vielleicht ist es dir leicht möglich ... sie sich ausbreiten zu lassen für den Moment ...

vielleicht konzentriert sie sich an manchen Stellen des Körpers zu einer besonders intensiven Empfindung ... vielleicht sammelt sie sich in deinen Füßen ... wie eine warme Welle ... und dort, wo es besonders intensiv ist ... kann eine wohlige, starke Wärme entstehen ... sich ausbreiten in jeden Winkel des Körpers ... eine starke Energie, die dir zur Verfügung steht, um zu leben ... das Leben intensiv wahrnehmen und leben auf eine gelassene Art ... und so kannst du es genießen ... einfach nur dazuliegen ... angenehm schwer und wohlig warm ... für den Moment ganz für dich da sein ... für den Moment dich so wichtig nehmen ... dass du dich in Ruhe sein lassen darfst ... denn das ist gut so ...

und du schließt nun diese Dinge ab ...

um schließlich mit vermehrtem Bewusstsein und Zugang zu deiner Lebensenergie ... erfrischt und gestärkt ... jetzt wieder hierher zurückzukommen ... vollständig integriert und wach ...

Schlafzimmer

Das Leben wird mit einem Haus verglichen und dadurch sichtbar und veränderbar. Der Weg führt in ein Schlafzimmer und in die damit assoziierte Ruhe und Geborgenheit. Die Wirkungen dieser Erinnerungen dehnen sich auf das momentane Erleben aus und führen zu einer umfassenden Lockerung.

Hier ist eine posthypnotische Suggestion bei Schlafstörungen gut einzufügen.

... und weil der Körper sich im Liegen entspannen kann ... mit seiner angenehmen Schwere und wohligen Wärme ... bist du inzwischen vielleicht schon ein Stück gegangen ... auf deinem Weg in eine angenehme Ruhe ...

es ist wie in einem Haus, in dem verschiedene Zimmer sind ... da gibt es ein Wohnzimmer, in dem tagsüber das Leben pulsiert ... die Türen gehen auf und zu, viele Worte werden gesprochen ... ständig ist etwas los ... und du kannst dich vergleichen mit diesem Haus ... irgendwie ...

und kannst es auch aus der Ferne ansehen ... wie einen Film ... im Wohnzimmer läuft die Aktivität des Tages ab ... und es gibt auch andere Zimmer ... in denen sich etwas tut ... die Küche, das Bügelzimmer ... das Badezimmer ... ein Hobbyraum ... vielleicht gibt es da auch eine warme Sauna ... in der alleine schon die Wärme Ruhe und Gelassenheit bringt ...

und sicher ist da auch ein Schlafzimmer ... und so kannst du nach den bisherigen Aktivitäten des Tages in dieses Schlafzimmer gehen ... in der Vorstellung mit deiner Aufmerksamkeit dich tief und angenehm schwer ... hinuntersinken lassen ... in die warme Geborgenheit der Matratze ...

dieser Raum ist angenehm kühl und warm genug ... er ist abgeschieden ... sehr ruhig ... und manche brauchen einen gewissen Geräuschpegel, zumindest anfangs ... um sich lösen zu können ... um die Spannungen und Gedanken gehen lassen zu können ... es ist überwiegend dunkel hier ... irgendwie so ziemlich ideal ... um sich angenehm tief sinken zu lassen ... in den typischen Geruch des Schlafzimmers ...

um einmal ... vielleicht nur für ein paar lange Sekunden ... die sich wiederholen mögen ... alle Kontrolle des Tages fallen lassen zu können ...

und voller Vertrauen den eigenen Gesundheitsinstanzen in deinem Unbewussten die nötigen Schritte überlassen ... für die Erneuerung des Körpers ... für seine Erfrischung ... und für die Vorbereitung aller kommenden Aktivitäten ... und so Heilung geschehen lassen ... aus den unbewussten Fähigkeiten heraus ...

denn so ein Schlafzimmer ist ein Ort der tiefen Ruhe ... die Geräusche und sogar die Gerüche fördern Ruhe und Erholung ... umfassende Geborgenheit wohnt in ihm ... und die vertraute Stille vieler Nächte ...

und so kannst du einfach nur daliegen ... den Dingen ihren Lauf lassen ... im Moment ... vielleicht von etwas Schönem träumen ... und du kennst das ... ein schöner Traum lässt schöne Gefühle in dir entstehen ... die sich ausbreiten von innen ... bis in die Haut ... in die Haare ... in die Fingerspitzen ... und auch nach unten in die Zehen ... dich sinken lassen ... und deinen Fähigkeiten des eigenen Unbewussten vertrauen ...

um dann, sobald es für dich in Ordnung ist ... in deiner eigenen Geschwindigkeit ... wieder klar und frisch werden ... und hierher zurückkommen ... in die weiteren Aktivitäten des Tages ... so, wie es für dich gut ist ...

Zwischendrin

Ein kleines Spiel mit der Zeit, das die Gedanken von Vergangenheit und Zukunft weg in die Gegenwart und in die Ruhe führt.

... und während du so daliegst ... hörst du die Geräusche des Raumes auf der einen Seite etwas mehr ... die Gedanken und Empfindungen auf einer anderen Seite irgendwie anders ... und deshalb kannst du dich zwischen deiner linken und deiner rechten Körperseite ... angenehm tief hineinsinken lassen ... in deine Ruhe ...

zwischen den Geräuschen ... und den Gedanken ... zwischen der Bewegung ... der Hektik des Tages einerseits ... und der ruhigeren Beendigung des Tages ... heute Abend andererseits ... dazwischen kannst du dich sinken lassen ... optimal tief hinein ... in deine Ruhe ... ausreichend tief ... dazwischen ... denn die Geräusche haben mit dir wenig zu tun ... außer, dass du sie hörst ... mehr oder weniger ...

und du kannst sie sein lassen ... oder ihnen besonders intensiv zuhören ... und irgendwie gleichzeitig tief hineinsinken ... in deine Ruhe ... in die Ruhe ... die jetzt ... zwischen dem Vorhin, das vorbei ist ... und dem Nachher ... das noch gar nicht begonnen hat, liegt ... oder steht ... vielleicht auch sitzt ...

und in dieser tiefen inneren Ruhe ... kannst du dir von deinem Körper etwas mitteilen lassen ... über sein Befinden oder deine Stimmung ... so, wie es jetzt im Moment ist ... dich deutlicher spüren ... von dir etwas über dich erfahren ... wie es dir gerade geht ... erfahren, was dir guttun wird ... wenn du es für dich tust ...

und dieser Erfahrung ... diesem Hinweis in der richtigen Weise folgen ... ruhig auch unbewusst ... später, im Nachher ... vielleicht irgendwie aber auch schon jetzt ... oder in dieser gewissen Zeit zwischen dem Vorhin und dem Nachher ...

sodass du dann, wenn du merkst ... dass du es jetzt soweit abgeschlossen hast ... dass es irgendwie stimmig ist für dich ... dass du dich dabei wohlfühlst ...

sodass du nun in deiner eigenen Geschwindigkeit das jetzige Nachher beginnen lässt ... auf eine Weise, die für dich in Ordnung ist ... und dich dabei sammelst und integrierst und mit Freude und Klarheit hierher zurückorientierst ...

Nicht gleich

Es wird nicht gesagt, dass die Kontrolle über die Gedanken und Sorgen losgelassen werden soll. Vielmehr wird angeboten, sie nicht gleich loszulassen. Wie oben beschrieben, wird hier der Widerstand durch seine Anerkennung reduziert, beziehungsweise umgangen. Genutzt wird das Wissen, dass negative Formulierungen vom Gehirn in positive umgesetzt werden, sodass eine Tendenz entsteht, entgegen der negativen Aussage zu handeln (Wilk 1999).

... und du brauchst die Dinge des Tages, die dich beschäftigen, nicht gleich loslassen ... du kannst dich mit ihnen beschäftigen, sie versuchen zu verdrängen, oder dich sogar auch darüber ärgern, dass es sie gibt ... die Entscheidung liegt ganz bei dir ... denn, wie du weißt ... breitet sich irgendwo in dir schon Ruhe aus ... vielleicht noch langsam und unmerklich ... denn sie muss nicht gleich ganz tief werden ... die Ruhe ... sie hat das Recht, sich Zeit zu lassen ... und in jeder Ruhe ist eine gewisse Spannung vorhanden ... die lebenswichtig ist ...

während deine Muskeln sich lockern ... und dein Körper Millimeter um Millimeter tiefer sinkt ... in seine eigene Schwere ... auf der weichen Unterlage ... und die Schwere muss nicht gleich ... dieses umfassend schöne Gefühl sein ... wie du es kennst ... die Sonne wärmt die Vögel draußen ... bringt tief hinein in die Glieder Lockerung und Energie ... sie kann langsam kommen, die angenehme Schwere ... die wir von jeder guten Entspannung kennen ... in ihrem eigenen Tempo ...

du musst sie nicht gleich überall spüren, die Schwere ... dieses Wohlgefühl ... während die Wärme immer durch deine Haut strömt ... und jetzt nicht viel intensiver werden muss ... sich dabei im ganzen Körper ausbreitet ... wohlige Wärme ... sich an manchen Stellen besonders sammeln kann ... wohlige Wärme ... dort besonders gründlich Spannungen löst ... sich tief ausbreitet ... wohlige Wärme ... bis tief in die Gelenke hinein ...

und es ist nicht wichtig ... gleich völlig locker zu sein ... und es ist auch nicht wichtig ... dieses Gefühl der völligen Ruhe gleich bewusst zu haben ... das angenehme Gefühl ... wenn für eine Zeit einmal alles unwichtig werden darf ... und du brauchst jetzt nicht daran denken, wie es sich anfühlt ... wenn überall in deinem Körper Wärme pulsiert ... während deine Stirn kühl bleibt ... und die Ruhe schon etwas tiefer geworden ist ... und so sinken deine Glieder in deine eigene Schwere ... Millimeter um Millimeter tiefer ...

und du brauchst nicht daran denken ... wie es sich anfühlt ... wenn deine Füße prall werden vor wohliger Wärme ... und es ist auch nicht nötig ... dass du diese heißen Fußsohlen jetzt gleich spürst ... dieses wohlige Kribbeln und Prickeln in ihnen ... denn der Wind draußen zieht sowieso vorüber ... und auch die Vögel singen sowieso ... und auch die Ruhe wird tiefer ... tiefer und tiefer ... der Stoff deiner Kleidung bildet eine Hülle um deine Haut ... und hält die Wärme ... und es ist nicht wichtig ... dass du dieses wohlige Gefühl überall dort gleichmäßig spürst ... wo deine Kleidung deine Haut bedeckt ...

und weit im Süden ... wo es besonders heiß ist ... benutzen die Menschen ihre Kleidung ... um die Kühle innen und die Hitze draußen zu halten ... manchmal wirkt es seltsam ... wie die Natur funktioniert ... unser Unbewusstes aber kennt diese Wege gut ... deshalb ist es immer wieder wichtig ... unserem unbewussten Wissen zu vertrauen ... auch wenn das nicht immer gleich möglich ist ... aber mehr bei guten Gelegenheiten, wie dem Schlaf oder in tiefer Ruhe ... oder in einem nur Sekunden währenden, langen Tagtraum ... so als würden Türen geöffnet im Bewusstsein ... hinein ins Unbewusste ... wenn die Dinge des Alltags immer kleiner werden ... aber jetzt muss das natürlich nicht gleich so sein ... jetzt kannst du es einfach nur genießen ... hier zu sein ... angenehm schwer und wohlig warm ...

denn auch dann, wenn du es nicht spürst ... oder nicht bewusst weißt ... kannst du loslassen ... deine Ruhe wird tiefer dabei ... und so kannst du es für den Moment auf deine Weise genießen ... die Schwere und die Wärme nicht spüren zu müssen ... kannst diesen oder jenen schönen Eindrücken folgen ... diesen oder auch jenen ... oder dich einfach ein Stück weit fallen lassen ... im Wissen, dass diese Zeit nur dir gehört ... dir und deiner Leichtigkeit und der prickelnden, wohligen Wärme ...

und aus der Ruhe heraus schließt du nun diese Dinge ab ... beginnst du dich nun in deiner eigenen Geschwindigkeit wieder zu sammeln ... nimmst dir dafür alle Zeit, die du brauchst ... damit das auch gut gelingt ... und wirst mit jedem Einatmen frischer und wacher ...

und kehrst dann wieder hierher zurück ... um mit dem Öffnen deiner Augen ganz wach zu werden ... so schnell oder langsam, wie es gut ist für dich ...

Abstand vom Alltag gewinnen

Alle Geschichten in diesem Kapitel haben als Schwerpunkt die Dissoziation von den alltäglichen Sorgen, Ängsten und Belastungen. Ziel ist die Ruhe als Energiesammelpunkt. Von hier aus werden Blicke über verschiedene Zäune gewagt, als unverbindliche Versuche. Die Loslösung von den stets gegenwärtigen Sorgen bewirkt ohne weitere Suggestionen eine heitere Grundstimmung und ein gestiegenes Interesse, sich an der Welt zu beteiligen – in einer für die Person gesunden Weise. In der Trance werden Vorstellungen intensiver wahrgenommen (Bongartz u. Bongartz 2000), weshalb in Form von Bildern indirekt Suggestionen angeboten werden können, durch die Ruhe und andere die Integration fördernde Ziele leichter annehmbar werden.

Alltagsgedanken

... und ich weiß nicht ... welche Alltagsgedanken und Bilder jetzt noch durch deinen Kopf ziehen ... und ich weiß auch nicht ... wo diese Bilder und Gedanken herkommen ... und wo sie hinziehen ...

in deiner Vorstellung kannst du einmal in die Richtung gehen ... aus der die Gedanken und Bilder kommen ... gehst ihnen quasi entgegen ... und vielleicht machen die Gedanken oder die Bilder auch Geräusche ... vielleicht brummen sie gemächlich an dir vorbei oder sie zischen vorüber ... oder sie halten vor dir an und winken mit den Armen, schneiden Grimassen ... um deine Aufmerksamkeit zu erregen ... vielleicht drängt sich dieses oder jenes Bild in den Vordergrund ... verdeckt ein anderes ... und wird wiederum von einem weiteren verdeckt ... und so kannst du tiefer gehen ... so tief, wie es für dich im Moment optimal ist ...

vielleicht auch dorthin, wo die Bilder und Gedanken des Alltags herkommen ... bis du schließlich zu einer Tür kommst, aus der die ganzen Bilder und Gedanken herauskommen ... und wenn du möchtest ... kannst du jetzt einmal versuchen ... diese Tür zu schließen ...

vielleicht ist es einfach, sie zu schließen ... oder schwierig ... und was wäre, wenn die Tür geschlossen wäre ... wenn sie ganz geschlossen ist, die Tür ... und die Gedanken und Bilder weggezogen sind ... ist dann vielleicht noch ein Bild übrig ... das du dir einmal ganz genau anschauen kannst ... wenn du magst ... es von allen Seiten betrachten ... und du kannst es näher heranholen ... wie mit einem Zoom ... und wieder wegschieben ... während du einfach nur hier liegst ... angenehm schwer und wohlig warm ...

vielleicht auch einmal auf den Kopf stellen ... sodass das, was unten war, nun oben ist ... und umgekehrt ... und wenn du genug davon hast, dieses Bild anzuschauen ... dann kannst du es laufen lassen ... und die Tür wieder öffnen ... so weit öffnen, wie es gut für dich ist ... um dann auf die andere Seite zu gehen ... dorthin, wo die Gedanken und Bilder verschwinden ... denn irgendwo müssen sie wieder verschwinden ... auch dort ist eine Tür ... und auch diese Tür kannst du schließen ... und einmal in aller Ruhe als Beobachter betrachten ... was sich dort ansammelt ... vor der Tür ... während du einfach nur hier liegst ... angenehm schwer ... und wohlig warm ... und dich gründlich erholst dabei ...

um dann auch diese Tür wieder zu öffnen ... so weit öffnen, bis du irgendwo, vielleicht unbewusst, das sichere Gefühl hast ... dass es so für dich gut ist ... wenn du genug hast ... vom Betrachten ...

und gehst wieder zurück ... in jene Position zwischen den Türen, die dir am angenehmsten ist ... jetzt ... und die am besten dazu dient, den richtigen Abstand von den Dingen des Alltags zu haben ... und zu halten ... und richtig ist für jeden Menschen anders ... so kannst du dich etwas erheben über diese Geschehnisse ... und sie aus einiger Entfernung betrachten ... während du einfach nur hier liegst ... angenehm schwer ... und wohlig warm ... und dich gründlich erholst dabei ...

kannst sie nun von oben betrachten ... irgendwie über den Dingen schwebend ... um dann den für dich richtigen Abstand ... von den Dingen von der dafür zuständigen Instanz in dir einrichten und stabilisieren zu lassen ... dein Verstand braucht sich keine Gedanken darüber zu machen ... wie das geht ... denn dein Unbewusstes ist in diesen Dingen ein Profi mit reichen Erfahrungen ...

um dich jetzt wieder zu sammeln ... und in deiner eigenen Geschwindigkeit ... behutsam und vollständig wieder hierher zurückzukehren ... und auf dem Weg hierher ... wieder ganz wach werden ...

Aktenkoffer

Belastendes und Unwesentliches können in einen Koffer gepackt werden und – vorläufig oder endgültig – irgendwo abgestellt werden, damit sich der Zuhörer um das wirklich Wesentliche kümmern kann. Und das ist die eigene Gesundheit, Ruhe, Ausgeglichenheit, Nähe zur Natur. Eben um alles, was uns hilft, gelassen bei uns selbst zu sein und mit Freude gesund zu leben.

... so kannst du nun auf deinem ganz persönlichen Weg von hier weggehen ... in der Vorstellung ... um die Dinge des bisherigen Tages für einige Zeit hinter dir zu lassen ... gehst auf deinem Weg ... vielleicht über den Staub der Vergangenheit ... der sich in feinen Spuren auf deinen Füßen oder Schuhen ablagert ...

und es ist eine andere Welt ... in die du jetzt in aller Ruhe hineingehst ... du siehst das Gras am Wegrand ... vielleicht Menschen, die auf den Feldern arbeiten ...

hörst die Stimmen der Natur ... spürst, wie die Sonne deine Kleidung erwärmt ... und die Strahlen wärmen auch deine Haut ... diese wohlige Wärme ... die sich über deinen ganzen Körper ausbreitet ... sie lockert deine Muskeln und Gedanken ... und doch fühlst du dich vielleicht irgendwie beschwert ... es wird deutlicher spürbar in der gelösten Wärme ... dass da etwas an dir hängt, das nach unten zieht mit seinem fremden Gewicht ... und wenn du nach unten schaust, dann siehst du eine Tasche oder einen Aktenkoffer in deiner Hand ... der mit seinem Gewicht nach unten zieht ... er ist mit allerlei wichtigen Dingen des Alltags gefüllt ...

und da du dir seiner jetzt bewusst geworden bist ... kannst du ihn beiseitestellen ... an den Wegrand ... vielleicht unter einen schützenden Busch ... vielleicht mit der festen Absicht, ihn auf deinem Rückweg wieder mitzunehmen ... denn sein Inhalt ist doch wichtig für dich ... und so kannst du ihn loslassen ...

und deinen Weg weitergehen ... erleichtert nun ... fast schwerelos berühren deine Füße den Boden ... du fühlst ihn deutlich und weich unter deinen Fußsohlen ... und du kannst dieses Gefühl jetzt so richtig genießen ... dich ohne die Dinge des Alltags treiben lassen zu dürfen ... einmal in aller Ruhe in den Körper hineinspüren ... wo die Erleichterung besonders deutlich ist ...

dabei die Wärme genießen ... die die Sonnenstrahlen auf deinem Körper hervorrufen ... kannst dich irgendwo bequem hinsetzen ... vielleicht unter einen Baum ... dich anlehnen ... die Augen schließen, wenn du das magst ... und die Ruhe und die Wärme genießen ...

das wohltuende Gefühl ... die Dinge des Alltags zurückgelassen zu haben für den Moment ... um dich herum die Natur ... angenehm warme Luft ... lauschst du vielleicht den Geräuschen der Vögel ... der Grillen ... der Blätter im Wind ... riechst den Duft der Gräser ... der Blumen ... das Moos ...

Ausgeglichenheit erfüllt dich mehr und mehr ... das gute Gefühl großer Nähe zur Natur ... eins zu sein mit ihr ... wenn du ganz genau hinspürst ... dann hörst du es vielleicht ... um dich herum entsteht ein Ton ... ganz leise ... fast nicht wahrnehmbar ... vielleicht aus der Vorstellung ... es ist ein Ton, der alles um dich herum erfüllt ... von jeder einzelnen Pflanze ausgeht ... von jedem Stein ... ein Ton, der die Natur verbindet ... der normalerweise nicht zu hören ist ...

es ist ein schöner Ton ... oder ist es eine Melodie ... indem du ihn hörst ... bist du aufgenommen in der Gemeinschaft der Bäume ... der leichten Schmetterlinge ... der ewigen Steine ...

hast in dieser Verbundenheit plötzlich die Freiheit ... dich in die anderen Wesen hineinzufühlen ... vielleicht einmal wie ein Stein zu fühlen ... und er fühlt sich so anders an ... als er auf dich wirkte bisher ... er fühlt sich für dich vielleicht gar nicht schwer an ... sondern wie die verdichtete Essenz der Erde ... der Blumen ... der Käfer ...

und in dieser Verbundenheit mit all dem anderen um dich herum ... spürst du dich ... deine Existenz ... deinen Körper und deine Gefühle noch klarer ... und daneben gleichzeitig deine stoffliche und geistige Verankerung in jedem anderen Wesen und Bestandteil des dich Umgebenden ...

kannst spüren, wie die Wärme deiner Haut guttut ... das Strömen in den Adern ... ein Kribbeln vielleicht ... und wie der Baum die Spitzen seiner Zweige zu den Wolken streckt ... sie vom warmen Wind streicheln lässt ... und die warme Helligkeit der Sonne seine dünne Haut schwellen lässt ... kannst all das jetzt genießen ... bei dir sein dürfen ... dich deutlicher spüren ... genauer spüren ... und vielleicht auch mehr mögen ...

und indem du neue Energie auf diese Weise in dir wachsen lassen kannst ... jederzeit ... orientierst du dich nun in deiner eigenen Geschwindigkeit wieder zurück ... auf deinen Rückweg ...

näherst dich dabei allmählich deinem Aktenkoffer ... nimmst ihn wieder auf ... prüfst sein Gewicht in deiner Hand ... er ist leichter geworden ... vielleicht legst du etwas hinaus ... das du nun nicht mehr brauchst ...

sammelst dich für diesen Alltag ... und kehrst behutsam und vollständig hierher zurück ... so schnell oder langsam, wie es für dich gut ist ...

Fenster zum Felsen

Es ist interessant, sich wenigstens in der Vorstellung einmal zu erlauben, aus dem Alltag auszusteigen, hinaus in eine schöne Landschaft. Diese Geschichte ist zugleich eine Vorbereitung für eine vertiefende Geschichte: die »Wolkenreise« in Kapitel sechs. Um sie nicht zu lang auszudehnen und auch um eine sehr tiefe Trance zu vermeiden, in der leichter ungewollte Gefühle aus vergangenen Erlebnissen auftauchen können, habe ich sie getrennt. Falls eine tiefere Trance für eine therapeutische Anwendung erreicht werden soll, können sie auch hintereinander gelesen werden. Allerdings sollten tiefere Trancen generell immer nur von entsprechend geschulten Therapeuten eingeleitet werden, die mit starken emotionalen Reaktionen umgehen können, wie sie in der Entspannung aufgrund wiedererlebter traumatischer Erlebnisse entstehen können. Das Wiedererleben ist dann Bestandteil des Verarbeitungs- und Integrationsversuchs, braucht aber vielleicht in diesem Moment eine kompetente therapeutische Begleitung oder Unterstützung.

... und während die Dinge des Alltags sich jetzt langsam ein Stück aus deinem bewussten Denken entfernen ... so, als ob der Raum um dich herum weiter würde ...

kannst du innerlich hingehen zu einem Fenster ... und es ist nicht wichtig, wie es aussieht ... und hinausblicken in eine Landschaft ... in eine Landschaft, die dir gefällt ... und vielleicht ein bisschen fremd und doch auch bekannt ist ...

da ist auf der einen Seite der Alltag innen drin ... und auf der anderen Seite ... außerhalb des Fensters, eine etwas fremde aber schöne, anziehende Landschaft ...

und du möchtest irgendwann jetzt aus diesem Fenster hinausgehen ... lässt den Alltag zurück, hinter dir ... so, als würdest du aus deiner Alltagshülle aussteigen ... stellst oder legst sie schön ordentlich ab ... denn du brauchst sie ja nachher wieder ... und dann, wenn du bereit dazu bist ... gehst du wie in einem Traum hinaus aus dem Fenster ... schaust vielleicht noch einmal zurück ... ob auch alles in Ordnung ist so ... und gehst locker hinein in diese Landschaft, spürst die andere Luft um dich herum ... sie ist frischer, freier ...

siehst den Himmel ... hier und da eine Wolke ... eine Müdigkeit, die vorhin vielleicht noch in den Füßen war, in den Beinen ... lässt nun zusehends nach ... Kraft kehrt zurück in deine Muskeln ... und so kannst du ein Stück hinausgehen ... ausreichend weit vorbei an Bäumen, deren Blätter im Wind rauschen ... deren Blätter dir zuwinken ...

vorbei an Gräsern und Blumen ... Gräser streifen deine Beine ... deine Hände ...

und so kommst du nach einiger Zeit auf einen Felsen ... von dem aus du einen weiten Überblick hast über die Ebene ... über schön geschwungene Hügel und Täler ... die aussehen wie von einer liebevollen Hand modelliert ... und du kannst dich hinsetzen auf diesen Felsen, der sonnenwarm ist ... riechst den Geruch des Steines ... und stellst fest, dass du ziemlich weit oben bist in dieser Landschaft ... die wenigen Wolken ziehen nicht über dich hinweg, sondern an dir vorbei, direkt neben dir ... und du kannst sie in aller Ruhe betrachten ... ihre Feuchtigkeit sogar auf der Haut spüren ...

und feststellen, dass sie ganz verschieden voneinander sind ... jede Wolke ist anders als die vorherige ... und in ständiger Veränderung begriffen ... aber das braucht nicht wichtig sein ... du kannst jetzt einfach nur dasitzen oder liegen ... und dich freuen ... vielleicht den Felsen riechen ... spürst vielleicht weiches Moos unter deinen Fingern ... und bist für den Moment ausreichend weit weg ... von all den Dingen, die schwierig sind oder Sorgen machen könnten ... du kannst es ein weiteres Mal genießen ... du selbst zu sein in deiner Haut ... und niemand ist da, der beurteilt oder irgendwelche Ansprüche an dich stellt ... nur der Felsen ... der Wind ... die Wolken und die Wärme ... und du ...

und du spürst, vielleicht zunächst unmerklich ... aber dann doch mehr und mehr ... dass der Überblick zurückgekommen ist ... der so leicht verloren geht ... wenn du zu viel zu tun hattest oder müde warst ...

deshalb kannst du dich von dem Felsen und der Landschaft drumherum verabschieden für den Moment ... in dem Bewusstsein, jederzeit wiederkommen zu können ... vielleicht abends vor dem Einschlafen ... wenn es so schön ist ... sich in den Schlaf hineinträumen zu lassen ...

in deiner eigenen Geschwindigkeit jetzt zurückkehren zum Fenster ... hindurchgehen und hineinschlüpfen in den Alltag ... der sich nun auch verändert haben mag in der Zeit ... wie so oft, wenn man für eine Zeit aussteigt ... verändert sich der Alltag in dieser Zeit ... und man findet einen neuen wieder ... sieht und fühlt ihn mit mehr Abstand ...

und dann, nachdem es nun für dich in Ordnung ist so ... kehrst du jetzt wieder zurück ... in diesen Raum und in diese Zeit ...

Dahintreiben

Sich in der Wärme treiben lassen, losgelöst vom Alltag ...

Alleine die intensive Vorstellung, verbunden mit sinnlichen Erinnerungen, die jeder aus seiner Vergangenheit kennt, führt zu Ruhe und einer positiven Grundstimmung.

... und weil du jetzt schon auf deinem Weg bist ... dich einzustimmen ... in diese Minuten der Ruhe ... kannst du nun auch tiefer gehen ... tief hinein in deine Welt ... der Ausgeglichenheit ... kannst dich treiben lassen ... als würdest du dich auf deine Art in ein Boot setzen oder legen ... und dich auf einem ruhigen Fluss davontragen lassen ... spürst die leichten, sanften Wellen des Wassers ... hörst das leise Plätschern an der Bootswand ...

lässt dich wegtragen vom Boot ... hinter dir die Geschehnisse des Alltags ... und du treibst vorüber ... an grünen Bäumen ... in denen Vögel sitzen ... und mit unterschiedlichen Stimmen zwitschern ... ganz langsam treibst du so dahin ... in genau der Geschwindigkeit, die für dich die richtige ist im Moment ... das ist so in Ordnung ...

und ich weiß nicht ... was du so hörst von den Ufern ... ob du etwas siehst oder dich mit geschlossenen Augen dahintreiben lässt ...

und auch mit geschlossenen Augen kann man riechen ... das Wasser riechen ... und er trägt dich ... der Fluss ... träge und weich ...

und du kannst dich so lange treiben lassen ... wie du es gerade jetzt brauchst ... um in einen Zustand der Ausgeglichenheit zu kommen ... in dem du dich auf optimale Weise ... durch die Weisheit deines Unbewussten erneuerst und erfrischst ...

um dann, so wie es für dich in Ordnung ist im Moment ... an das Ufer zu steuern ... dich zu sammeln ...

und hierher zurückzukommen ... wach und ausgeruht ...

Alltagstropfen

Man kann die Ereignisse des Tages als Tropfen visualisieren, die an den Kleidern hängen, mit jedem Schritt herunterfallen und schließlich abgeschüttelt werden können. Energie und Leichtigkeit kehren zurück.

... und während dein Körper die Ruhe genießen kann ... um sich auch in seinen Tiefen zu erholen ... ziehen Gedanken vorüber ... mit ihren eigenen Aufgaben ...

und da gibt es einige Dinge aus der Vergangenheit und aus dem Tagesgeschehen ... die an dir hängen mögen ... vielleicht wie Wassertropfen ... in den Falten deiner Kleidung ... in deiner Haut und in deinen Haaren ... sie sind auch unterschiedlich schwer und groß ...

dieser Tropfen ist ein Gedanke ... ein anderer, vielleicht größerer Tropfen ist ein Ärger ... und noch ein anderer eine Sorge ... und jener helle dort eine Freude ...

und da sind viele Tropfen ... und die Tropfen, die für die Gefühle an dir hängen ... sind vielleicht farbig ... ein Traurigkeitstropfen mag schwarz sein, braun oder grau ... ein Freudetropfen bunt wie ein Regenbogen ... mal blasser ... mal kräftiger ...

und je mehr die Ruhe sich ausbreitet in dir ... je mehr die Vogelstimmen ... dein Bewusstsein mit einer Melodie erfüllen können ... desto mehr Tropfen fallen von dir ab ... verdunsten, verflüchtigen sich ... wie in der Sonne eines Sommerabends ... nach einem kurzen Regenschauer ... auf der warmen Erde ...

und so kannst du die Leichtigkeit spüren ... die eigene Leichtigkeit, die leichter wird ... wenn nun ein Tropfen nach dem anderen von dir abfällt ... und du die Erleichterung dadurch fühlst ... die dich befreit ...

und immer wenn du dich hinsetzt, und sei es nur für ein bis zwei Minuten ... und deine Schultern auch innerlich nach unten sinken lässt ... in ihre eigene Schwere ... kannst du deinen Atem ruhig fließen lassen ... und die Alltagstropfen werden abfallen ... sodass du dich in dieser Pause gründlich erholst ...

und deine Energie nimmt zu ... und breitet sich in dir immer mehr aus ... anfangs vielleicht noch unmerklich ... nachher im Wachzustand steht sie dir für deine Absichten zur Verfügung ... ein unsichtbares Energiepotenzial ... in dir unbewusst geschaffen ...

nachdem du die Dinge für dich unbewusst in die richtige Ordnung gebracht hast ... denn diese Art der Ordnung geschieht immer unbewusst ... schüttelst du dich vorher innerlich noch einmal ... um noch ein paar lästige Tropfen loszuwerden ...

und kommst dann erleichtert, freier und beweglicher ... in deiner eigenen Geschwindigkeit ... und vollständig integriert hierher zurück ... um dich frisch und wach zu fühlen ...

Wasserglas

Wir kennen das Bild eines Glases, in dem in einer Flüssigkeit Teile schweben, die sich langsam absetzen, wenn die Bewegung der Flüssigkeit aufhört. Jeder Eingriff stört den Vorgang, das Beste ist, sich innerlich zurückzulehnen und es geschehen zu lassen. Das Bewusstsein, dass viele Dinge einen guten Weg nehmen, wenn sie nicht durch das willentliche Eingreifen gestört werden, kann sich auf den Umgang mit den eigenen Unruhefaktoren übertragen.

... und ohne dass du etwas Bestimmtes denken oder tun musst ... bewegst du dich in einen Zustand der Ruhe, wie du ihn kennst ... es wird stiller, weniger stürmisch in deinen Gedanken ...

so wie in einem Wasserglas ... in dem Sand und Wasser gemischt sind ... wenn du dieses Wasser umrührst mit einem Löffel oder einer Gabel ... werden die Teile aufgewirbelt ... die kleinen und die weniger kleinen Sandteile drehen sich mit dem Wasser ...

wenn du aufhörst zu rühren ... hört das Wasser mit einer Zeitverzögerung langsam auf, sich zu drehen ... es wird allmählich ruhiger ... und die Teilchen schweben eines nach dem anderen langsam nach unten ... sinken auf den Boden und kommen dort in eine recht stabile Ruhe ... mit ihrer ganzen Schwere ...

wenn du genau hinschaust ... siehst du ein Muster ... das die Sandteilchen bilden ... während sie hinuntersinken ... durch die Bewegung des Wassers bildet sich ein gleichmäßiges Muster am Boden ... die schweren Teilchen sinken zuerst nach unten ... übrig bleiben dann nach einiger Zeit feine Stoffe ... die im Wasser fast schwerelos schweben ... die nur wenig schwerer als das Wasser selbst sind ... sie trüben das Wasser für den Blick ... das Auge kann nicht ungehindert hindurchschauen ... wie ein dichter Nebel ... und wenn du lange genug wartest ... dann setzen sich auch diese kleinen und kleinsten Teilchen auf dem Boden ab ... sie sinken durch ihre eigene Schwere tiefer ...

das Wasser wird dadurch immer klarer ... und du kannst dir schon jetzt alle Zeit nehmen ... die du brauchst in diesen Minuten ... um das geschehen zu lassen ... denn deswegen bist du ja auch hier ... um dir einmal Zeit zu nehmen oder zu lassen ... um die Dinge geschehen zu lassen ... um zu beobachten ... wofür du sonst keine Zeit übrig hast ... Dinge, die sonst meist unbemerkt an dir vorübergehen ... geschehen lassen ... die verschiedenen Teile sinken lassen ... in ihre eigene Schwere ... tief hinunter auf den Boden ... auf den Grund ...

die einzelnen Teilchen im Wasserglas richten sich sowieso nicht danach, wie wir es gerne hätten ... nach der Eile, die oft in uns ist ... sie haben ihre eigenen Gesetze ... ihre eigene Zeit ... vielleicht ihr eigenes Bewusstsein ... und dann, wenn wir sie sein lassen ... dann kann es geschehen, wie es ihnen entspricht ... sie kommen zur Ruhe ... sinken in ihrer ganzen Schwere nach unten ...

und so kannst du für manche Momente in dir die Fähigkeit wiederentdecken ... dich dem Lauf der Teilchen anzupassen ... die Dinge geschehen zu lassen ... dich über die zunehmende Klarheit im Wasser freuen ... den Durchblick ganz genau zu sehen ... der mehr und mehr möglich wird ... durch die zunehmende Ruhe im Wasserglas ...

und irgendwann ist es so, als wäre gar kein Sand im Wasser ... denn er liegt auf dem Boden ... alle Teilchen liegen auf dem Boden ... bedeutungslos für die klare Sicht ... das Wasser ist ruhig geworden ... du kannst die Dinge klarer sehen ...

und so kannst du dann, nachdem dein Blick irgendwie klarer geworden ist ... das Glas dort so stehen lassen ... in aller Ruhe wieder hierher zurückkehren ... und dabei mit jedem Atemzug frischer und klarer werden ...

Gegenwart

In unserer alltäglichen Eile nehmen wir die Gegenwart kaum wahr. Meist sind wir mit dem Vergangenen noch nicht fertig und planen gleichzeitig schon an verschiedenen Dingen in der Zukunft herum. Durch die bewusste Orientierung in die Gegenwart werden wir fähiger, unser Sein zu genießen, Ängste und Sorgen verlieren an Gewicht, und unser Überblick, unsere Steuerung dessen, was uns bewegt, wird besser. Das Getriebensein von äußeren Faktoren wird bewusster und kann leichter losgelassen werden.

... und um zu beginnen ... legst du dich jetzt zurecht ... sodass deine Muskeln sich lockern können ... nimmst dazu eine Haltung ein ... in der du sicher und geborgen bist ... soweit es eben möglich ist ... und während noch einige Gedanken kommen und gehen ... sinken deine Glieder vielleicht schon tiefer ... in die weiche, warme Unterlage ... in ihre eigene angenehme Schwere ... oder Leichtigkeit ... und wohlige Wärme ... sinken mit dem Ausatmen tiefer ...

und je mehr die Ruhe sich ausbreitet in dir ... in deinen Muskeln und Gelenken ... in deinen Gedanken und Gefühlen ... desto klarer kann die Gegenwart in dir werden ...

wie ein helles Licht kann sie beginnen ... dich auszufüllen ... wie ein schönes Zimmer ... das von der Sonne durchflutet wird ... allmählich vielleicht ... zuerst mag es noch ein kleiner Lichtpunkt sein ... oder mehrere kleine helle Punkte ... die Gegenwart ... wie die Sonne ... wenn sie ihr warmes Licht durch grüne Blätter schickt ... dann größer werdend ... oder zusammenwachsend ... allmählich ...

und die Gegenwart ist die kaum wahrnehmbare leichte Bewegung der Luft um dich herum ... die Begleitung durch meine Stimme ... das Zwitschern der Vögel ... da draußen irgendwo ... das Rauschen des Windes ... die Gegenwart ist die Berührung deiner Haut mit dem Stoff deiner Kleidung ... auf deiner Haut ... ist das Gewicht deines Kopfes auf der Unterlage ... der ständig wechselnde Fluss von Geräuschen, die zu deinen Ohren kommen ... und wieder gehen ...

die kaum wahrnehmbare Berührung deiner Haare auf deiner Stirn ... deinen Wangen und Ohren ... deshalb kann die Ruhe sich jetzt ausbreiten in deine Haut ... deine Muskeln ... deine Gelenke ... tiefer und umfassend ... wohltuend ...

und die klare Gegenwart in deinem Bewusstsein ist auch ... das leichte Gewicht deiner Kleidung auf deinem Körper ... das du bisher vielleicht überhaupt noch nie bewusst gespürt hast ... die Geborgenheit deiner Socken oder auch deiner Schuhe ... die deine Füße wärmend und schützend umgeben ... der stetige Windhauch in deiner Nase ... frisch und sauerstoffreich beim Einatmen ... bringt er Licht ... warm und lösend beim Ausatmen ... und versorgt dich bis tief hinein in jede Zelle deines Körpers mit Energie ... ruhig und gleichmäßig ...

und manchmal das bunte Spiel der Glocken irgendwo da draußen vor dem Fenster ... und auch in deiner Erinnerung ... schnell durcheinander wirkend ... wenn verschiedene Kirchtürme ihre Klänge aus ihren überdachten Türmen hinausschicken durch die Fenster ... jeder Ton zeigt die Nähe und die Tiefe der Gegenwart ... birgt etwas Ewigkeit in sich ... Melodien entstehen so für Sekunden im Zusammenspiel der Klänge ...

da ist die Regelmäßigkeit des schlagenden Herzens in der Gegenwart ... tief innen drin und überall auch an der Oberfläche ... an der Nasenspitze ... in den Ohrläppchen ... an den Schultern ... in den Knien ...

und mit jedem Einatmen dehnt sich der Bauch ... und sinkt mit dem Ausatmen wieder zusammen ... dehnt sich wieder ... wird wieder kleiner ... füllt sich beim Ausatmen mit Wärme ... wird locker und weich ... und immer so fort ... wie die Wellen des Meeres ... jahrelang ... immer und immer wieder ...

und manchmal erreicht die Klarheit der Gegenwart in deinem Bewusstsein ... eine außerordentliche, klare Präsenz ... so, als gäbe es kein Vorher und kein Hinterher ... alles nur helle Gegenwart ... während du einfach nur hier liegst ... in der angenehmen Schwere oder Leichtigkeit ... und wohligen Wärme des Körpers ... Gleichmäßigkeit und regelmäßige Zuverlässigkeit ...

und in der Gegenwart gibt es kein Fortschreiten der Zeit ... es gibt gar keine Zeit, die gibt es nur vorher und nachher ... aber nicht jetzt ...

und ich weiß nicht, wie tief du es genießen kannst ... bei dir zu sein ... in der eigenen Schwere oder Leichtigkeit ... und wohligen Wärme ... und irgendwie klar in der Gegenwart ... im Jetzt ...

um dann einiges mitzubringen von deiner Klarheit und Helligkeit ... von der Frische, die in der Ruhe wächst ... und damit wieder hierher zurückkommen ... behutsam und vollständig ... dich sammeln ... und wach und klar werden ...

Schneestille

Der Schnee bildet eine einheitlich weiße Fläche. Er verwischt Grenzen. Dadurch erscheinen gewohnte Landschaften anders. Indem man den Blick schweifen lässt, ergeben sich fremde Eindrücke. Es ist ein kreativer, leiser und gedämpfter Vorgang, der durch Geschehen-Lassen wirkt. Der aktive Wille kann es nicht fördern, sondern nur stören. Aufnehmendes, passives Beobachten lässt Verständnis wachsen. Auch die als negativ empfundene Kälte hat konstruktive Seiten.

... und obwohl es ein Beweis für Kälte ist ... die der Mensch instinktiv nicht sehr mag ... wenn wir morgens aufwachen, und alles ist weiß vom Schnee ... zumal wenn wir nicht mit dem Auto fahren müssen ... dann wird die Stimmung aufgehellt ... vielleicht durch die Helligkeit des Schnees ... oder auch, weil der Schnee so manches zudeckt ... weil er eine einheitlich weiße Fläche schafft ...

und so bringt er eine gewisse Stille für das Auge ... wohltuende Stille für den Blick ... das Auge kann frei schweifen ... kaum graue Straßen ... keine wilden dunklen Flecken von kahlen Büschen und Bäumen ... denn das Auge stoppt ganz automatisch oder zögert zumindest, wenn da eine Linie ist irgendwo ... und wenn der Schnee alles zudeckt ... dann kann das Auge gleiten ... frei über die weiße Fläche gleiten ... wie ein Vogel im Schwebeflug ...

und so ist es ruhiger für das Auge ... wenn eine weiße Schneedecke die Linien und das Grau zudeckt ... die Formen werden weicher, sanfter durch den Schnee ... und die Entfernungen relativieren sich etwas ...

und auch für das Ohr wird es ruhiger ... wenn der Schnee die Straßen bedeckt ... und die Felder, die Bäume ... denn der Schnee schluckt oder dämpft die Geräusche ...

und so ist es für das Ohr wohltuend, wenn es geschneit hat ... und alle Geräusche draußen schwächer werden ... irgendwie runder ... irgendwie friedlicher ...

und wenn es so richtig viel geschneit hat und die Straßen vielleicht auch noch glatt sind ... dann wird es auch für unsere Absichten, für unsere Vorhaben stiller ... weil wir uns da draußen nur langsam, am besten sogar gar nicht vorwärtsbewegen ... und so können wir manches, was sonst dringend zu erledigen gewesen wäre, auf später verschieben ... und also kehrt auch in die alltägliche Hektik etwas Stille ein ... durch den Schnee ...

und selbst für den Geruch bedeutet der Schnee eine Ruhepause ... denn er bedeckt auch so manche Geruchsquelle ... deshalb kannst du dich jetzt insgesamt ausruhen ... ein paar Minuten lang tief ausruhen ...

sicher ist nicht nur das Weiß der Grund dafür ... dass eine schneebedeckte Landschaft als eine friedliche Winterlandschaft bezeichnet wird ... es ist so schön, warm eingepackt in einem schneebedeckten Wald spazieren zu gehen ... unter den warmen Schuhsohlen zu spüren, wie der Schnee bei jedem Schritt nachgibt ... dabei das Knirschen zu hören ... und die friedliche weiße Landschaft vor dir ... um dich herum ... hier und da das Geräusch, wenn ein Ast seine Schneelast fallen lässt ...

das Glitzern des Eises in den Sonnenstrahlen ... der Dunst des Atems ... und so ist der gedankliche Kontakt mit sich selbst, mit den eigenen Gefühlen ... bei einem Spaziergang im Schnee manchmal viel unmittelbarer ...

um dann hinterher, nach der Wanderung ... sich in einem warmen Raum aus dem Mantel und den anderen Kleidungsstücken herauszuschälen ... das Prickeln in der Haut spüren ... das sich ausbreitet durch die Wärme ... und diese wohlige Trägheit ...

und so kannst du sie genießen, die warme Trägheit ... während dein Körper Energie aufnimmt in der Ruhe ... du lässt dich für diesen Moment ein Stück weit treiben ...

um dich dann, wenn du es magst, wieder zu sammeln ... dich dabei bereit machen für den Alltag ... und wach zu werden ... so schnell oder langsam, wie es gut ist für dich ... jetzt ...

Vertiefungen

Mit den folgenden Geschichten können Trancen vertieft werden. Das Bewusstsein wird dem im Schlaf ähnlicher. Der Einfluss auf vegetative Prozesse wird größer, weshalb diese Geschichten als Voraussetzung für oder als Weg in einen neuen Umgang mit Störungen wie Schmerzen, Stressreaktionen, Durchblutungsstörungen oder auch Ängsten genutzt werden können. Alleine eine tiefe Trance, ohne die Absicht der Veränderung, bringt oft erstaunlich viel Ruhe und Gelassenheit, schon nach wenigen Minuten. Ideen für einen gelasseneren Umgang mit sich und den subjektiven oder objektiven Problemen sind eingeflochten.

Federleicht

Die folgende Geschichte kann gut zur Vermittlung des autogenen Trainings genutzt werden, weil dort Schwere und Leichtigkeit häufig miteinander auftreten.

Eine Feder fällt vom Himmel. Sie folgt dabei nur den Gesetzen der Schwerkraft, die auf sie allerdings keinen großen Einfluss haben. Der Wind spielt mit ihr und sie fällt dabei immer tiefer (in eine Entspannung). Sprachliche Verknüpfungen zwischen Schwere und Leichtigkeit entsprechen dem eigenen Empfinden in der Ruhe und helfen durch Verwirrung zusätzlich, die Trance zu vertiefen. Der Humor hilft ebenfalls, die geistige Perspektive zu wechseln und den Horizont an manchen Stellen zu erweitern.

... und weil die Sonne im Laufe des Tages die Erde wärmt ... kannst du auch hier deine Wärme spüren ... während die eigene Schwere ... die Spannung in den Muskeln ablöst ...

und wenn die Schwere so richtig intensiv geworden ist ... verliert sie irgendwann ihr Gewicht ... zunächst vielleicht völlig unbemerkt ... für dein Bewusstsein ... deine Schwere verliert ihr Gewicht ...
und du kannst in deiner Vorstellung oder Empfindung dann ebenso leicht oder schwer sein ... wie eine Feder ... eine Enten- oder Taubenfeder ... die mit ihrem ganzen Gewicht angenehm schwer auf dem Boden liegt ... und ein Windhauch ... fast schon das Ausatmen ... oder

das Husten ... einer Fliege ... kann eine Feder ihr Gewicht verlieren lassen ... sodass sie beginnt zu schweben ...

und wenn du eine Feder wärst ... vielleicht eine weiße oder graue ... vielleicht auch eine grüne oder eine besonders exotische rote ... dann könntest du so richtig rundum fühlen ... was für ein tolles Gefühl es ist, zu schweben ... das Gewicht verloren zu haben ... durch das Husten einer Fliege ...

sie schwebt mit ihrer ganzen Schwere ... mit ihrem vollen Gewicht ... federleicht ... durch den Raum ... tänzelt quasi auf den Armen der Luft ... zur Melodie des Windes ...

und noch im leichten Schweben ... folgt sie schon wieder der Zuverlässigkeit ihrer Schwere ... und fällt ... mit Leichtigkeit und Muße ... nach unten ... immer tiefer ... in die Sorglosigkeit ...

und landet dann irgendwann ... wenn nicht wieder irgendeine dahergeflogene Fliege hustet ... mit ihrem vollen Gewicht ... leicht ... auf der Erde ...

und es ist gar nicht so leicht ... für eine Feder ... schwer liegen zu bleiben ... denn die leichte Schwere der Feder ... macht es ihr schwer ... liegen zu bleiben ... und wer schon einmal versucht hat ... eine Feder wirkungsvoll von sich fernzuhalten ... alleine durch Pusten ... der hat wirklich erfahren ... wie schwer es ist ...

und es gibt so viele Möglichkeiten in uns ... mit schweren Dingen umzugehen ... sie leichter werden zu lassen ... auf alte und auf neue Weise ... und immer in einer tiefen Entspannung hat dein Unbewusstes die Gelegenheit ... das zu nutzen ... und so soll es das auch jetzt wieder tun ...

etwas anderes ... ein anderer Gegenstand, der schwerer ist, lässt sich leichter wegbewegen ... und ist er einmal weg ... ist es nicht so leicht für ihn ... sich von einer hustenden Fliege bewegen zu lassen ... denn dann liegt er mit seiner vollen Schwere dort ... und nicht mehr hier ...

und die Leichtigkeit der Feder ... macht es ihr schwer ... wegzufliegen ... so richtig weg ... sie ist so leicht ... dass sie sogar an der mehr als federleichten Luft abprallt ... und auf diese Weise ... natürlich auch noch auf andere Arten ... kann eine leichte Feder ... ganz schön schwer sein ...

und ich weiß nicht ... welche Form die Feder hat ... die deine Augen gesehen haben mögen ... oder die du wärst, wenn du eine wärst ... oder dich in eine hineinversetzen könntest ... und welche Farbe ...

und ob diese Feder ... von einer Ente stammt ... die auf dem Vorbeiflug war ... der diese Feder herausfiel aus ihrem Kleid ... sodass sie mit ihrer ganzen Leichtigkeit schwer ... immer tiefer sank ... immer tiefer ... in der richtigen Geschwindigkeit ... während die Ente nun etwas leichter weiterflog ...

und die richtige Geschwindigkeit ist für jede Feder anders ... denn keine ist wie die andere ... und das ist gut so ... vorbei an hustenden Fliegen ... die sie nur kurz taumeln ließen ... immer tiefer ... und sie konnte sich wohlfühlen dabei ... auf ihrem Weg ... die Feder ... denn sie entdeckte hier eine neue Möglichkeit ... und freute sich darüber ... einen eigenen Weg gefunden zu haben ...

denn sie hatte ihre Aufgabe erfüllt ... die Ente zu wärmen ... war jetzt sozusagen pensioniert, das geschieht bei Federn eigentlich immer auf diese Weise ... und durfte sich endlich ausruhen ... schwebend ... in ihrer ganzen leichten Schwere ...

und weil es sehr angenehm ist ... sich auszuruhen ... nicht nur nach getaner Arbeit ... sich ausruhen zu dürfen ... kannst du dir nun noch einmal erlauben, es in seiner ganzen Tragweite zu genießen ... auf deine Weise ... es so richtig auskosten ...

und dann, nachdem es für dich jetzt in Ordnung geht ... lässt du dir alle Zeit, die du brauchst, um die Dinge abzuschließen ... selbst wenn es ungefähr eine ganze Minute dauert ... um aufgeräumt und frisch ...

hier ganz wach zu werden ...

Aufmerksamkeit und Ameise

Häufiger Wechsel des Blickwinkels fördert die Vertiefung. Die Identifikation mit einer Ameise und mit einem Kind erhöht vielleicht die Toleranz gegenüber dem Fremden – auch mit sich selbst.

... und weil die Ruhe sich ausbreitet ... in deinen Muskeln ... in deinen Gedanken ... wird deine Aufmerksamkeit freier ...

und immer mal wieder bleibt sie hängen, deine Aufmerksamkeit ... an Geräuschen ... an Gedanken ...

und je mehr die Ruhe sich ausbreitet ... desto weniger ist sie gebunden ... deine Aufmerksamkeit ...

desto leichter lässt sie sich lenken ... von deinen Wünschen ... von deiner Absicht ...

und sie kann sein wie ein Kind ... das mitgenommen wurde ... irgendwohin ... und es sucht sich etwas, das interessant ist ... die Eltern haben sich hingesetzt und unterhalten sich oder tun sonst etwas ... während das Kind beginnt, sich zu bewegen ... es schaut sich um ... bleibt länger dort, wo es interessant oder spaßig ist ... und bewegt sich weiter durch den Raum ...

wenn es genug geschaut hat, das Interesse verliert ... hält es mal hier oder dort an für einige Momente ... nur sich selbst verpflichtet ... seine Gefühle lebend ... so kann das Kind für die Eltern völlig aus deren bewusster Aufmerksamkeit verschwinden, obwohl es vor ihnen sitzt ... weil das Unbewusste trotzdem wachsam ist ... und das Kind ist vielleicht tief versunken in die Betrachtung eines Blattes, das vor ihm liegt ... oder in die Beobachtung einer schwer arbeitenden Ameise, die zwischen seinen kleinen Füßen läuft ... und in dem beruhigenden Gefühl, gut aufgehoben und geborgen zu sein in der Obhut der Eltern ... ist es ganz gelöst in dieser tiefen Versunkenheit seiner Betrachtung der Ameise ...

und während die Ameise ihren Weg geht ... vielleicht tüchtig schwitzt und schimpft dabei ... wer weiß das schon ... wir würden sie ohnehin nicht verstehen ... sitzt oder liegt das Kind dort ganz bequem und interessiert ... seine Augen bewegen sich mit der Ameise ... der Körper dagegen ist locker und gelöst ... alles andere ist aus seiner Aufmerksamkeit verschwunden, für diesen Moment ...

tief versunken ... in diesem Moment ... in dem nicht viel anderes durch den Kopf des Kindes zieht ... in dem nichts anderes seine bewusste Wahrnehmung erreicht ... die ganze Tiefe und Breite seiner Aufmerksamkeit ist bei der Ameise ...

in diesem Moment ... beginnt es vielleicht sogar ein bisschen zu fühlen und zu denken, wie eine Ameise sich wohlfühlen oder denken würde ... oder vielleicht sogar tatsächlich denkt oder fühlt ... vielleicht verbinden sich in solchen Momenten irgendwie sogar die Aufmerksamkeiten untereinander ... die des Beobachters und die des Beobachteten ... wer weiß das schon ... ich nicht ... ich habe höchstens so eine Ahnung von solchen Dingen ... würde man die Eltern ... deren Aufmerksamkeit mit etwas anderem beschäftigt ist ... in diesem Moment fragen, wo ihr Kind ist ... sie wüssten es vielleicht ... aber ganz sicher wüssten sie nichts von seiner Verbindung mit der Ameise, jedenfalls nicht bewusst ... denn die bewusste Aufmerksamkeit kann sich immer nur mit einem Gegenstand befassen ... und deshalb ist es gut, dass wir vergessen können ... deshalb ist es wichtig, dass wir uns erlauben ... die unwichtigen Dinge zu vergessen ...

und später dann ... wenn Eltern und Kind sich unterhalten ... über den Ort, an dem sie gemeinsam waren ... dann verstehen sie einander vielleicht nicht ... denn die Eltern können nichts anfangen mit einer Ameise ... die zwölfmal hin und hergelaufen ist ... und dabei ein paar Nadeln von einem Tannenbaum und eine tote Wespe transportiert hat ... und dabei große Hindernisse zu überwinden hatte ... sie haben keine Ameise gesehen ... wohl aber die Bäume, zwischen denen die Bank stand, auf der sie saßen ... und manche Menschen, die vorübergingen ...

und so gibt das Vergessen unserer Aufmerksamkeit die Möglichkeit, flexibel zu sein ... auch deshalb kannst du deine Aufmerksamkeit freilassen für den Moment ... dich dabei von deinen Sorgen wegbewegen lassen ...

und danach in deiner eigenen Geschwindigkeit ... dich wieder hierher orientieren ...

zurückkommen ... aufgeräumter irgendwie ... in diese Realität und in diesen Raum ...

Tanz der Gedanken

Anfänglich nebensächliche bis unangenehme Gedanken verwandeln sich in verschiedene Gestalten, die auf eine märchenhafte Reise durch fremde Landschaften gehen. Der Zuhörer oder Leser wird mitgenommen und dazu eingeladen, die Anteile zu übernehmen, die ihm gefallen, die er mit Ruhe und schönem Erleben assoziiert. Mit jeder Verwandlung, mit jedem Schritt kann die Trance tiefer werden.

... und da gibt es verschiedene Dinge, die gerade durch dein Bewusstsein wandern ... sie sind ganz verschieden laut, intensiv oder drängend ... und du kannst sie jetzt einmal ordnen, vielleicht nach ihrer Größe ... die größten nach links und dann, immer kleiner werdend, nach rechts ... oder umgekehrt ... und lässt dir dazu jetzt alle Zeit, die du dafür brauchst ... um in aller Ruhe die unruhigen und die ruhigen Dinge des Tages, die dir durch den Kopf gehen, zu ordnen ...

vielleicht möchtest du dabei sehr gründlich vorgehen ... sie schön in Reih und Glied aufstellen ... oder eher lässig einfach so hinstellen, dass es eben irgendwie passt ...

du kannst sie ordnen ... so wie Orgelpfeifen nebeneinanderstellen ... und solche Orgelpfeifen haben je nach Größe und Umfang einen eher hohen oder einen eher tiefen Ton ... so kannst du einmal hineinblasen in diese Orgelpfeifen, die in ihrem früheren Leben Ereignisse des Tages waren ... spürst an deinen Lippen die Öffnung der Pfeife und das Material, aus dem sie gefertigt ist ... vielleicht weiches Holz, oder kühles Metall ... versuchst einmal einen Ton herauszubekommen ... aus dieser oder jener Pfeife ... und wenn das nicht gelingt, kannst du die Pfeifen auch über die Tastatur der Orgel ansprechen ... und den Tönen lauschen ...

und es muss nicht gleich perfekt funktionieren, lass dir die nötige Zeit dabei ... versuche es einfach mal in der unendlichen Freiheit deiner

Fantasie und beobachte was passiert … und du wirst sehen und hören, bei ausreichender Geduld geht es mit der Zeit besser … die Töne werden klarer … und reiner …

und so kannst du sogar einmal eine einfache Melodie versuchen … vielleicht eine aus deiner Kindheit, wie »Hänschen klein ging allein in die weite Welt hinein« …

und ich weiß nicht, ob es gerade gut funktioniert … und wenn nicht, kannst du dich auch ein Stück weit zurücklehnen und hinschauen … um vielleicht überrascht festzustellen, dass dieses Instrument, das du geschaffen hast, wie von alleine spielen kann … als würde ein warmer Wind hineinblasen und eine Melodie spielen … sodass das Instrument in die Wüste versetzt scheint … gespielt vom warmen Wüstenwind … und die gelben Sandkörner tanzen dazu ihren eigenen Tanz … unter dem blauen Himmel … in der flimmernden, heißen Luft …

und diese Melodie lockt andere Winde herbei … die mitspielen und ihrerseits den Sand zum Tanzen bringen … im Klang der Flöten … und so formen sich aus dem Sand tanzende Gestalten … bunt angezogene Gestalten … die sich wiegen, sich drehen … wellenförmig und beweglich … als würde die Musik in sie hineinströmen … ihnen Leben verleihen, sie bewegen … vielleicht genauso unmittelbar wie der Wind den Sand … und sie tragen bunte Kleider … leicht und seidenähnlich … die der Wind bewegt … wie leichte Wellen auf einem stillen See …

es ist ein schönes Bild, das da zu sehen ist … zum harmonischen Klang der Flöten … du kannst es genießen … kannst mitschwingen … im warmen Wind … im sphärischen Klang der Flöten … mitschwingen auch ohne dich zu bewegen … und doch außerordentlich beweglich … frei von Hemmungen und Spannungen, die dich sonst begleiten mögen …

und der warme Wind … treibt den Sand über die Wüstenberge und -täler hinweg und hindurch … und an manchen Stellen verdichten sich die Sandkörner wieder zu Gestalten … bunt gekleidet, die passend zum Klang der Flöten … auf den Wellen der Musik … durch die Luft gleiten …

und sie werden wieder zu Sand … irgendwann … der warme Wind nimmt den Sand auf und trägt ihn hinein in ein Dorf … das irgendwo mitten in der Wüste bei einer Oase steht ... und trägt ihn zwischen den Häusern hindurch zum Wasser hin ... vorbei an einem Markt, auf dem bunte Früchte angeboten werden ... mit ihren Düften ... und immer ist die Musik dabei ... sie ist unhörbar für diejenigen, die wach sind ... und sie verzaubert die anderen, die träumen ...

und den Mittelpunkt der Oase bildet ein kleiner See ... er ist von Palmen umstanden, vereinzelt sind sogar grüne Grasteppiche zu sehen ... und direkt am Wasser Schilfgras ...

es sind fremde Wiesen ... wie sie nur in der Wüste wachsen können ... und dort, in der frischen und kühleren Luft ... legen sich die Winde zur Ruhe ... sodass der Sand zu Boden gleiten kann ... weich gebettet ... ruhen die bunten Gestalten dort aus ... und erholen sich gründlich ... indem sie fast sofort tief eingeschlafen sind ... während der Klang der Flöten leiser wird ... ihre Ohren sanft streichelt ... und so schlafen sie tief und fest ... einen ruhigen, erholsamen Schlaf ... in dem so vieles völlig unbewusst geregelt wird ...

und gegen Morgen ... wenn die ersten Stimmen der erwachenden Menschen zu hören sind ... die ihr Tagewerk beginnen ... vielleicht auch ein Schwätzchen mit dem Nachbarn halten ... sind Wolken am Himmel zu sehen, in der Ferne ... ein starker Wind treibt sie vor sich her ... und so beginnt die Flöte wieder zu blasen, schnell lauter werdend mit dem Wind ... trägt andere Geräusche mit sich ... die sich harmonisch einfügen in die Melodie ...

sanft nimmt der Wind den Sand und die schlafenden Gestalten in seine kräftigen Hände ... und trägt sie hinauf in den Himmel ... ein neuer Tanz beginnt ... bunt und kraftvoll ... und dieser warme Wind trägt sie zurück, die Sandkörner ...

manche dorthin, wo sie herkamen ... legt sie dort nieder ... vielleicht begleitet von einem erfrischenden Regen ... der den Geruch des Bodens befreit ...

und so lockert der Klang der Flöten die Glieder ... und der Geruch des heißen Wüstensandes verzaubert die Nasen ... die Augen erfreuen sich am satten Blau des Wüstenhimmels ... und an den bunten Farben der tanzenden Gestalten ... und du kannst das noch einmal so ausführlich genießen, wie du es magst ...

um dich dann allmählich wieder zu sammeln ...

dich in aller Ruhe verabschieden vom Wind und von den Tänzern ... und dich auf diesen Alltag hier einstimmen ...

um erfrischt ... in deiner eigenen Geschwindigkeit ... wieder hierher zurückzukommen ... so schnell oder langsam, wie es für dich jetzt gut ist ...

Sich tragen lassen

Fliegen zu können wie ein Vogel, ist für viele ein sehr schöner Gedanke. In dieser Geschichte wird es erleichtert, sich die dazugehörigen Gefühle und Bilder vorzustellen. Es wird erinnert an das Gefühl, getragen zu werden, sich fallen lassen zu können, in dem Vertrauen, aufgefangen zu werden von den eigenen Fähigkeiten. Es sind viele Perspektivenwechsel darin enthalten.

... du kannst dich nun sinken lassen, angenehm schwer und wohlig warm ... sodass die Ruhe sich jetzt ausbreiten kann in dir ... sie kann tiefer und tiefer werden ...

so wie ein Vogel, ein großer Vogel ... er lässt sich von einem Baum herunterfallen ... irgendwo oben in den Bergen ... in den Wäldern ... seine Schwingen breiten sich aus und fangen seinen Fall ab ... noch bevor er richtig begonnen hat ... und tragen ihn ein Stück hinunter ... bis er eine warme Luftströmung findet ... die ihn aufnimmt ... und immer weiter hinaufhebt ... tief in den blauen Himmel hinein ...

langsam ... kreist der Vogel auf der warmen Luft ... höher und höher hinauf ... in die Tiefe des blauen Himmels ...

und je höher er kommt ... desto weniger sieht er die kleinen Dinge ... unten am Boden ... sieht er anfangs noch jede Ameise ... jedes Grasblatt mit seinen scharfen Augen ... verbindet sich das alles bald zu bunten Farbkompositionen ...

und je weiter er hinaufkommt ... sich tragen lässt ... in die Tiefe des blauen Himmels hinein ... desto mehr können sich seine Augen an das Fehlen von Grenzen gewöhnen ... sich von den Einzelheiten lösen ...

und irgendwann erreicht er einen Bereich ... hoch oben ... in der Tiefe des Himmels ... wo es nicht mehr höher hinauf geht ... er wird hier gehalten ... von der Wärme ... die von unten kommt ... sanft und sicher getragen ... und er kann es sich leisten ... darf es sich leisten ... kann es genießen ... sich dort sorglos treiben zu lassen ... denn dort gibt es nichts, das ihn gefährden könnte ... er lässt es mit sich geschehen ... getragen zu werden ... in der Geborgenheit der Kraft seiner Schwingen ...

und irgendwann hat er genug davon ... für dieses Mal ... dann verändert sein Unbewusstes minimal die Haltung seiner Flügel ... und dadurch beginnt er in aller Ruhe ... in die Tiefe hinabzugleiten ... die Luft rauscht durch seine Federn ... während er souverän beobachtet ... wie er sich ganz langsam dem Boden nähert ... er hört mehr und mehr die Stimmen anderer Vögel ... die näher am Boden leben ...

steuert auf eine Bergspitze zu ... gleitet über sie hinweg ... in ein tiefes grünes Tal hinein ... wird von einer anderen warmen Strömung wieder ein Stück nach oben gehoben ... fliegt durch sie hindurch ... und lässt sich weiter nach unten gleiten ... in tiefem Vertrauen in die eigene Kraft ...

und so nähert er sich einem Bergsee ... der völlig ohne Bewegung still daliegt ... an der Südseite noch vereist ... an der Nordseite offenes Wasser ... und während er über die offene Wasserfläche fliegt ... ganz dicht darüber ... begleitet ihn sein Spiegelbild unter ihm im Wasser ... hinter ihm kräuselt sich das Wasser durch seinen Flugwind ... werden kleine Wellen erzeugt ... die sich ausbreiten ...

beiläufig suchen seine Augen nach einem Fisch ... den er greifen könnte ... und als er am anderen Ende des Sees ankommt ... lässt er sich elegant über das Ufer hinwegtragen ... über einen Bergkamm hinweg weiter hinunter ...

und die Einzelheiten auf dem Boden werden wieder deutlicher ... erst die Bäume im Tal ... dann die Büsche ... und schließlich auch wieder Grashalme und Ameisen ...

und so landet er sicher auf einem Ast ... ein Stück über dem Boden ... beobachtet zufrieden seine Umgebung ... und genießt die Stille ... so kannst auch du die Ruhe in dir jetzt noch etwas genießen ... kannst dich dazu noch ein Stückchen tiefer sinken lassen ...

um dann diese Dinge für den Moment in einer guten Weise abzuschließen ... und dich vollständig für den Alltag, in den du jetzt gehst, integrieren ... und frisch und wach hierher zurückkommen ...

Gewichte von den Federn lösen

In der Vorstellung wird Belastendes bildhaft vom Leser abgelöst. Die Erleichterung kann gespürt werden. Körperbereiche werden konkret angesprochen, sodass die Aufmerksamkeit dorthin gelenkt wird und – vor allem nach mehrmaliger Anwendung der ganzen oder von Teilen dieser Geschichte – der lenkende Einfluss auf Anspannung sowie das Bewusstsein über die Spannungszustände deutlich steigt.

... und in der Stille fällt es anfangs schwer, die eigenen Spannungen loszulassen ... sie können sogar fast schwer erträglich werden ... bis sie richtiggehend losgelassen werden ... du kannst dazu deine Hände öffnen ... sie aufgehen lassen und dabei loslassen, was sie an Spannungen bis dahin festgehalten haben ... und du kannst dazu mit deiner Aufmerksamkeit auch durch deinen Körper wandern ... und dort loslassen, wo du Spannungen findest ...

so, wie eine Feder sich entspannen kann ... wenn das Gewicht von ihr genommen wird ... die Feder hängt dann leicht ... während das Gewicht schwer auf dem Boden ruht ... und so kannst du die Spannung in deinen Armen lösen ... die Feder wird leicht und deine Arme liegen mit ihrem eigenen Gewicht und dem deiner Hände ... locker und angenehm schwer auf der Decke, auf dem Boden ... und es ist gut so ...

und die Federn für den Kopf sind zu einem großen Teil im Hals ... du kannst hineingehen und sie lösen ... sodass dein Kopf vielleicht noch ein Stückchen mehr nach unten sinkt ... auf der Unterlage in seiner eigenen Schwere Ruhe findet ... und so gehst du weiter durch deinen Körper ... löst die Spannung ganz bildhaft ... so, als würdest du tatsächlich die Federn mit deiner Hand lösen ...

auch in den Schultern, die dadurch schwer nach unten sinken können ... und gerade an den Schultern kannst du es besonders intensiv spüren ... wie das Gewicht des Oberkörpers ruhig auf die Unterlage drückt ... und die ganze Spannung in deiner Rückenmuskulatur ... aber auch in deiner Brust ... im Bauch ... nachlässt ... du hängst eine Feder nach der anderen aus ... und es mag erstaunlich sein ... wie viel mehr dein Körper in sich nach unten sinken kann ... in seine eigene angenehme Schwere ...

und gleichzeitig wird deine Atmung freier ... und auch in deinen Hüften sind Federn, die vielleicht noch Spannung aufrechterhalten ... und im Gesäß ... und du löst sie oder besser gesagt lässt sie lösen durch dein Unbewusstes ... auf seine eigene Weise ... so auch in deinen Oberschenkeln und Knien ... in deinen Unterschenkeln ... in den Füßen ... so spürst du vielleicht das Gewicht deiner Füße deutlicher ... und auch sie können noch ein bisschen nach unten sinken ... und so liegst du mit deinem ganzen Körper angenehm schwer ausgebreitet ... auf deiner Unterlage ... und kannst es genießen ...

und in dem Maße, in dem die Spannungen sich lösen ... werden deine Empfindungen freier ... und während deine Gedanken sich lösen vom Alltag ... breitet sich Ausgeglichenheit und Freude aus ... und so soll es sein ...

und wenn du noch einmal hineinschaust in deinen Körper ... vielleicht von oben wie mit einem Röntgenblick ... dann kannst du noch diese oder jene Feder finden ... die noch unter Spannung steht ... manche Federn sind auf seltsame Weise ineinander verhakt ... andere sind etwas beschädigt ... und du kannst auch diese lösen ... es dauert vielleicht ein bisschen länger ... aber es geht ... und du löst sie in aller Ruhe ... mit aller nötigen Geduld ...

dadurch sinkt dein Körper mehr und mehr in seine eigene Schwere ... und während das Gewicht aus der Feder gelöst wird und schwer nach unten sinkt ... jedes Mal wird deine Seele ein Stück leichter ... und kann schweben und sich frei bewegen in der Freude ihrer Existenz ... hat für ein paar Minuten fast unendlich viel Zeit und Energie, um sich wohlzufühlen mit sich selbst ... und die Federn, die verbogen, verformt waren ... sie heilen in dieser Pause ... wie ein warmer Hauch wird die freie Seele hindurchtanzen und im Vorüberziehen wie eine Fee heilende Wärme abgeben ...

dabei kannst du einfach hier liegen ... in deiner eigenen wohligen Schwere ... und deine Freiheit genießen ...

um dann, wenn es für dich in Ordnung ist ... es deinem Unbewussten zu überlassen ... nur die Spannung wieder aufzunehmen für den Moment ... die notwendig ist ... um dich wohlzufühlen ... während dein Körper sich in optimaler Weise mit deiner Seele und deinem Geist verbindet ... sodass du wieder ganz wach wirst ... frisch und ausgeruht ...

Betrachtungen

Bei den Geschichten in diesem Kapitel liegt ein Schwerpunkt darauf, für andere »Welten« zu sensibilisieren. Unbelebtes zu füllen mit Gedanken und Gefühlen. Als Ergebnis dissoziiert sich der Zuhörer oder Leser leichter von seiner manchmal zu engen Welt, und es entwickeln sich neue Perspektiven, die Problemlösungen erleichtern. Vielleicht entwickelt er auch eine neue Sicht seiner Zugehörigkeit zu dem, was ihn umgibt an Belebtem und Unbelebtem. Prioritäten können sich verschieben. Mein Eindruck ist, dass die Zuhörer immer klarer wahrnehmen lernen, was wirklich wichtig ist für sie, indem sie die Welt um sich herum und sich selbst mit beobachtenden, nicht wertenden Augen betrachten.

Moos

... und so kannst du dich sinken lassen ... wenn du so einige Zeit gegangen oder gelegen bist ... auf deinem Weg der Ruhe ... dich sinken lassen ... angenehm schwer und wohlig warm ... kannst haltmachen ... an einem Stein vielleicht ... und dich ausruhen ... und einmal das Moos betrachten ... auf diesem Stein ...

und auf jedem größeren Stein ... der eine Weile liegt ... findet sich irgendwann einmal Moos ... wenn die Bedingungen günstig sind ...

grünes Moos ... an manchen Stellen dunkelgrün ... an manchen Stellen gelblich ... wieder an anderen Stellen ... weiter oben ... dort, wo weniger Wasser ist ... trocken ... und während du dich nun dort ausruhen kannst ... mehr oder weniger tiefe Schwere spürend ... kannst du vielleicht sehen ... wie der Wind das Moos bewegt ... und du kannst mit deinen Fingern darüber streichen ... und das weiche Moos fühlen ...

und wenn du dich tiefer darauf einlässt ... dann spürst du jetzt vielleicht auch an deiner Haut ... so, als wärst du selbst dieses Moos ... wie es sich fühlt ... wenn der Wind über es hinwegstreicht ... es zärtlich berührt oder kräftig durchkämmt ...

und wenn es regnet ... kannst du vielleicht spüren ... wie das Moos trinkt ... und wie das Wasser sich belebend ausbreitet ... in allem, was das Moos ist ... und wie das Moos sich vollsaugt ... und ein sattes ... zufriedenes Grün entwickelt ...

und wenn die Sonne hervorkommt ... und das Moos wärmt ... und es auftankt mit Wärme und Sonne und Leben ... und auch der Stein darunter wird aufgetankt mit Wärme ... bis hinunter in seine unsichtbare Tiefe ... und so ist das Moos rundum warm ... oben von der Sonne ... unten vom Stein wie von einem Speicherofen gewärmt ...

und wie es das Licht umwandelt in feste Materie ... und dabei wächst durch das Licht ...

und irgendwann ... wehen Blätter auf das Moos ... und es freut sich an deren Farben ... an den vielfältigen Formen der Blätter ...

mit dem Fortschreiten des Herbstes wird es Winter ... und es legt sich eine weiche weiße Schneedecke über das Grün des Mooses ... und über die farbigen Blätter ... und die Blätter werden zu einem schützenden, wärmenden Mantel ...

unter dieser Decke ist ein angenehm gedämpftes Licht ... eine tiefe Stille ... die Zeit verliert für einige stundenlange Minuten ihre Bedeutung ... das kann bei einem strengen Winter auch Wochen dauern ... und die Verbindung zwischen Moos und Fels ... wird in dieser Zeit tiefer ... irgendwie inniger ...

und das Moos genießt den Winter ... die Zeit der Stille ... und die Freude ... durch die Gewissheit ... dass die Wärme wiederkommen wird ... und die Sonne ... nach der Zeit der Stille ...

und so wirst du langsam feststellen ... dass du genug geruht hast bei diesem Felsen ... und beginnst den Rückweg ... in aller Ruhe und Gelassenheit ... kannst dir unterwegs noch dieses oder jenes Moos anschauen ... und schließlich ... so, wie es für dich im Moment in Ordnung ist ... hier wieder ankommen ...

und du wirst mit dem Öffnen deiner Augen wach und frisch ...

Weiche Steine

... und so kannst du zurückkehren ... in deine mehr oder weniger tiefe Ruhe ... in der du dich schon oft wohlgefühlt hast ...

und tiefe Ruhe ... war schon manches Mal Ausgangspunkt für eine besondere Art der Aktivität ... und so kannst du jetzt hineingehen ... in diese tiefe Ruhe ... vielleicht wie auf einer autofreien, eher schmalen Pflasterstraße ... in einem idyllischen, alten Ort ... vorbei an sonnenbeschienenen alten Häusern ... da sind schöne Vorgärten mit bunten Blumen ...

und du kannst dir dabei vielleicht schon den Hall deiner Schritte vorstellen ... die leichte Erschütterung des Auftretens auf den Pflastersteinen ... über deine Beine bis hinauf in die Schultern und auch deinen Kopf spüren ... dein Schritt auf dem alten Pflaster der Straße ... du kannst die Wärme genießen ... der Tag ist sonnig ... wenige Menschen sind unterwegs ... und so kannst du dahinschlendern ... in Ruhe und Gelassenheit ... und die Pflastersteine unter deinen Füßen spüren ... die Unebenheit dieser Steine ... jeder Stein ist anders ... uneben eben ...

und der Gedanke mag vorüberziehen ... wie viele Menschen auf diesen Steinen schon vor dir gelaufen sind ... welche Kleidung sie trugen ... welche Gedanken und Gefühle sie hatten ... waren sie in Eile oder ließen sie sich Zeit ... strebten sie von etwas weg oder zu etwas hin ... mit welchen Schuhen traten sie auf die Steine ...

und es ist ein seltsamer Gedanke ... was fühlten ... und was dachten die Steine wohl ... über die da, die leicht und flüchtig über sie hinwegliefen ... und ob die Steine etwas spürten von dem, was in dem, der über sie lief, vor sich ging ... vielleicht nehmen die Steine die Traurigkeit auf wie ein Schwamm ... und so kann der Schritt des Traurigen dadurch ruhiger werden ... entlastet von seinen düsteren Stimmungen und Gedanken ...

die Freude hingegen ... strahlen die Steine zurück wie einen Spiegel ... und machen so den Schritt eines freudigen Menschen noch leichter ...

der Zeitbegriff eines Steines ist ein anderer, sofern er überhaupt einen hat ... zehn Jahre mögen für ihn zählen wie der Bruchteil einer

Sekunde für uns ... und wer weiß ... vielleicht spürt dieser Stein den Menschen gar nicht ... so, wie wir gar keine Möglichkeit haben, ein zu leichtes Insekt zu spüren ... vielleicht sind für ihn die Tage, was für uns die Sekunden sind ... weshalb wir dann zu schnell an ihm vorüberziehen würden ...

und so kommst du nach einiger Zeit ... gemütlich schlendernd ... zu einem schönen Dorfplatz ... der zum Teil in der Sonne liegt ... und du steuerst auf eine Bank zu ... setzt dich drauf ... und schaust dir den Platz, der da vor dir liegt, in aller Ruhe an ... die alten Häuser, die ihn einrahmen mit ihrer langen Geschichte ...

und dort ... wie ganz natürlich hingewachsen ... die Kirche ... und die Bäume ... hier und da stehen Bäume ...

und du genießt jetzt die Ruhe ... wirst vielleicht etwas schläfrig ... kannst dich bequem auf die Bank legen ... siehst das Dach des Himmels über dir ... und einen großen Vogel ... der ohne jede Hast ... in der Tiefe des Himmels ... seine Kreise zieht ... könnte man seinen Weg am Himmel sichtbar machen ... wie farbige Linien ... es wäre ein interessantes Muster ...

und irgendwann werden deine Augenlider schwer ... sie schließen sich sanft über deinen Augen ... und du lauschst ein Weilchen den Geräuschen des Platzes ... dem Plätschern des Brunnens neben der Bank ... und kannst dich tief hinabgleiten lassen ... in eine kreative Ruhe hinein ... mit jedem Ausatmen ein Stück tiefer ... die wichtigen Dinge geschehen lassen ... als gelassener, unbewusster Beobachter aus deiner tiefen Ruhe heraus ...

und wirst nach unbestimmter Zeit ... mit den gleichen Geräuschen wieder wach, dort ... die Sonne scheint warm ... etwas tiefer stehend ... du fühlst dich wohl und ausgeruht ... orientierst dich mit ruhigem, klarem Blick ...

und wirst dich nun ... mehr oder weniger gemächlich ... wieder hierher bewegen ... ganz in deiner eigenen Geschwindigkeit ...

und du bringst ein Bewusstsein der tiefen Ruhe mit ... das sich als Gelassenheit im ganzen Körper widerspiegelt ... und gleichgültig ...

wann du innerhalb der nächsten zwei Minuten wieder auftauchst … bist du spätestens beim Öffnen deiner Augen wieder wach und klar …

Kirchturmgespräche

… und nachdem du auf deine Art … ausreichend tief hineingehen kannst … in deine Ruhe … kannst du dich angenehmen Gedanken und inneren Bildern überlassen … und, wenn du magst, dich zu der Vorstellung eines Kirchturmes führen lassen … es ist ein alter Turm … und sicher hast du schon viele alte Kirchtürme gesehen … er steht schon lange dort … in der heißen Sonne … wie auch in Regen und Schnee … geduldig und ausdauernd …

neben ihm kannst du eine Bank in der warmen Nachmittagssonne entdecken … du machst es dir auf ihr für ein paar Sekunden oder Minuten, die wie Stunden sein können, bequem …

und kannst dich den dazugehörigen Eindrücken nun ein Stück weit überlassen … während deine Ruhe tief und erholsam wird …

bis du nach einiger Zeit … war es eine Minute später … oder zwei Stunden … das Läuten seiner Glocke hörst … irgendwie klingt es … als würde die Glocke etwas erzählen … als würde sie jemanden rufen … mit einer hellen, manchmal auch tiefen, in fast allen Fällen aber kräftigen Stimme …

und wie zur Bestätigung … einige Zeit später … antwortet … ein ganzes Stück entfernt eine andere Glocke … mit ihrer eigenen Stimme … und es ist dir irgendwie, als könntest du es verstehen … ein Teil deines Bewusstseins sagt »Du spinnst, denn Glocken können nicht reden, und wenn, kannst du sie nicht verstehen.« … ein anderer Teil des gleichen Bewusstseins sagt »Und wenn schon, auch wenn du es nicht verstehen möchtest, ich nehme mir diese Freiheit, ganz unabhängig von anderen Gedanken und Meinungen.« … und so unterhalten sich die Glocken miteinander … und ihre Worte schwingen durch die Luft … hinüber … über Häuser und Felder … über die Bäume und durch sie hindurch … vorbei an Vögeln in der Luft … hin zum Ohr des anderen Kirchturms, wo auch immer das sein mag …

und auch die Glocken haben einen anderen Zeitbegriff ... und so sprechen sie mit ihrer angenehm wohlklingenden zeitlosen Stimme in die Tiefe des Raumes hinein ... hin und her ... her und hin ... und du hörst ihnen zu ... und verstehst vielleicht das eine oder andere ... irgendwie ... während die Sonne deinen Körper wärmt ... dort auf der Bank ... und dein Körper dafür sorgt, dass es dir gut geht ... auch jetzt ...

und du erwachst nach einiger Zeit ... ich weiß nicht, wie lange es gedauert hat ... wieder auf dieser Bank ... die auf dem schönen Platz neben der Kirche steht ... in der warmen Sonne ... schaust dich dort um ... freust dich über die Wärme und Ruhe ... über die Erholung im Körper ... über die Klärung in deinen Gedanken und Empfindungen ... siehst die Kirche ... und irgendwie ist dir ... als hätte dieser Turm etwas gesagt ... etwas, das für dich wichtig sein mag ... etwas, das etwas Schönes tief in dir zum Schwingen gebracht hat ...

du suchst einen Moment nach den feinen Verknüpfungen in dir ... die etwas Altes, irgendwie Wohlbekanntes anstimmen ...

und wie morgens beim Aufwachen ... wenn du nach einem schönen Traum suchst ... der noch in dir nachklingt ... und den ganzen folgenden Tag mit einer schönen Stimmung durchzieht ... der eben noch ganz da war ... und ein wohliges Gefühl in deinem Körper hinterlassen hat ... eine helle Weite in deinen Gedanken und Empfindungen ... und es scheint deinem Verstand dann doch zu absurd ... dass Glocken dir etwas mitteilen könnten ... so wendest du dich gedanklich ab ... das gute Gefühl bleibt trotzdem in dir bestehen ... und beginnst deinen Rückweg ... über den Platz vor dem Kirchturm ... der schon ein Stück Ewigkeit gesehen hat ... in seinem Leben ...

und so schließt du diese Dinge jetzt ab ... und kommst in deinem eigenen Tempo hierher zurück ... wirst mit jedem Einatmen frischer und klarer ... und du behältst das gute Gefühl auch nach dem Öffnen deiner Augen ... um dich mit dir selbst einverstanden und wohlzufühlen ...

Töne

... und während du auf deine eigene Art ... wieder hineintauchst in eine angenehme Ruhe ... ist das Angebot der Geräusche vielfältig ...

irgendwo eine Vogelstimme ... sie erinnert an einen Wald ... an Sonne, die durch die Blätter scheint ... an den Geruch von Moos ... irgendwo ein Musikinstrument vielleicht ... das seine Schwingungen durch die Luft sendet ...

und so, wie das Instrument den Kuckuck hören kann ... kann der Kuckuck das Instrument hören ... vielleicht fragt er sich ... was das für ein seltsamer Vogel sein mag ...

und zwischendurch immer mal wieder ... Stille ...

es entsteht ein Kunstwerk der Töne ... in ihrem Zusammentreffen ...

komponiert ... von der Natur ... oder dem Zufall ... und ich weiß nicht ... welche Töne ... für dich besonders geeignet sind ... um dich von ihnen begleiten zu lassen ... in eine angenehm erholsame Ruhe ...

solch ein Ton kann dich an der Hand nehmen, irgendwie ... und zu einer Tür führen ... und die Tür öffnet sich ... der Ton schwebt hindurch ... nimmt dich mit ... und du entdeckst eine besonders schöne Verbindung ... zur Musik dieser Töne ... in dir selbst ...

in diesem Raum ... in den der Ton dich mitgenommen hat ... sind nur Töne wichtig und interessant ... und so kannst du die tiefe Ruhe jetzt genießen ... in deinem Inneren ... und dich vielleicht erinnern ... an ein besonders schönes Erlebnis ... mit einem Lied ... oder an eine andere Aneinanderreihung von Tönen ... denn schon immer war dein Leben begleitet von Tönen ... schon im Bauch deiner Mutter ... gab es solche Schwingungen ... die besonders beruhigend waren ... da war das Pochen des Herzschlags der Mutter ... ihre Atmung ... ihre Stimme ... und leiser manchmal auch andere Stimmen von außen ... Musik ... Stöckelschuhe vielleicht ... und manchmal sogar Vogelstimmen ...

und dein Unbewusstes begann dein Gehör auszubilden ... es wurde klarer ... begann Töne zu identifizieren ... zu sinnvollen Abfolgen zusammenzufügen ... das Gehirn lernte das Gehör irgendwie sinnvoll zu gebrauchen ... damals war sinnvoll noch ganz anders sinnvoll, als es später wurde ...

viele Geräusche waren einfach uninteressant, weil unbekannt … andere waren höchst wichtig … auf die du später überhaupt nicht mehr geachtet hast … als neue sinnvoll und wichtig wurden … und nach der Geburt … wurden manche Töne noch wichtiger …

und du hast irgendwann gelernt … dass eine Stimme nicht nur durch die Worte etwas aussagt … sondern auch auf einer anderen Ebene … noch deutlicher über die Melodie etwas vermittelt … was der Sprecher fühlt oder denkt … so, wie es Stimmen gibt, die man gerne hört … ganz gleichgültig, welche Worte von ihnen gesagt werden …

auch so können Töne eine tiefe Ruhe vermitteln … auch wenn man vorher unruhig war … und Erkenntnisse … so, wie eine schöne Musik, die du genießt … das Gefühl der Verbundenheit mit den Dingen vermittelt … das Gefühl entstehen kann … dass irgendwie dieser schöne Baum … die Blume … der Vogel … eins sind mit dir … ohne es bewusst erklären zu können … vermittelt dieser Eindruck des Eins-Seins … eine beruhigende Geborgenheit … und so vieles wird dadurch weniger wichtig …

und wer weiß … was der Kuckuck wem erzählt … und ob er die Musik noch hört … wenn er weiter entfernt ist …

und nun verabschiedest du dich in deiner eigenen Geschwindigkeit wieder von diesen Dingen … integrierst das alles auf die richtige Weise auf unbewusster Ebene … und kommst ausgeruht und erfrischt wieder hierher zurück … um den Rest des Tages auch dieses besondere Gefühl der Verbundenheit mit der Natur … genießen zu können …

Der Dampfer

Die folgende Geschichte soll es ermöglichen, durch das Einfühlen in das Erleben eines Schiffes die eigenen Perspektiven spielerisch zu erweitern.

… und so kannst du dich jetzt darauf einlassen … zunehmend loszulassen für den Moment …

während ein Saxofon manchmal klingt wie das Horn eines Dampfers, der auf irgendeinem Fluss vor sich hintuckert … sein Motor gibt ein beruhigendes Brummen von sich … gleichmäßig und sehr zuverlässig

... und dieser Dampfer hat schon viele Tausende oder Zehntausende Kilometer zurückgelegt ...

und hat dabei schon so oft sein Horn blasen lassen ... während sein Motor ihn ruhig und stetig ... und zuverlässig ... auf dem Wasser sich bewegen ließ ...

und der Dampfer durchteilte mit seiner Haut das Wasser ... das hinter ihm wieder zusammenfloss ... und bald wieder so war ... als wäre er nie da gewesen ...

und weil er schon auf so vielen Flüssen unterwegs war ... kann er inzwischen jeden einzelnen Fluss an seinem Geschmack erkennen ... der ihn von den anderen Flüssen unterscheidet ... denn jeder Fluss schmeckt anders ...

er kennt auch schon die Stellen ... an denen er anlegen wird ... um seinen großen Bauch zu füllen ... und dann viele Stunden später ... die ihm manchmal wie Sekunden ... manchmal wie Tage vorkommen ... denn mit der Zeit ist das so eine Sache ... wenn man auch nur so daliegt ... und der Fluss wie immer vorüberfließt ...

und es sind Stunden ... bis ein solcher Dampfer einen vollen Bauch hat ... es dauert manchmal wirklich lange ... bis alles geregelt ist ... am richtigen Platz liegt oder sitzt ...

und der Dampfer ist wirklich sehr geduldig ... er hat viel Zeit ... denn er hatte oft Gelegenheit, sich an diese Dinge zu gewöhnen ... und so liegt er einfach nur ruhig da in seiner Schwere ... irgendwie leicht fällt es ihm ... meistens ... und er mag es ... geschaukelt zu werden von den Wellen des Flusses ... während er von irgendeiner schönen Erinnerung träumt ...

Stunden später also ... nimmt er wieder Fahrt auf ... schwerfälliger nun ... gewichtiger ... der Motor brummt noch etwas tiefer ... und die Schiffsschraube drückt ihn kräftig nach vorne ... mal flussaufwärts ... mal flussabwärts ... und er fährt immer nach vorne ... auf seinen Reisen, auf seinen Wegen ... denn so ein Dampfer hat hinten keine Augen ...

auf jeder dieser Reisen ... sieht und schmeckt er auch etwas Neues ... der Dampfer ... unterhält sich im Vorüberfahren auf seine Art mit anderen Schiffen ... trifft alte Bekannte wieder ... freut sich darüber ... wie ein Dampfer das eben so tut ... und ist dennoch bestrebt ... einen ausreichenden Abstand zu halten ... zu seiner eigenen Sicherheit und der der anderen ...

und er liebt die Wärme der Sonne ... wie auch die Erfrischung durch den wohlschmeckenden, ihn säubernden Regen ... nur das Salzwasser mag er nicht so ... hin und wieder konnte er es schmecken ... wenn er dem Meer nahekam ... bei Flut ... und er war dann immer wieder froh ... wenn er sich entfernen konnte ... flussaufwärts ... und so kannst du ihn im Moment begleiten ... diesen Dampfer ... mit ihm die Dinge kennenlernen ... die ihm begegnen ... die verschieden bewachsenen Ufer ... die anderen Schiffe ... deren Kapitäne und Kapitäninnen ... die ja so verschieden sein können ... so, wie der Dampfer sie sieht ... und schmeckt ...

um dich dann wieder von ihm zu verabschieden ... mit einem herzlichen Gruß diese Dinge abschließen ... so, wie es jetzt für dich in Ordnung ist ... und behutsam ... und in deiner eigenen Geschwindigkeit ... wieder hierher zurückkehren ... und dich frisch und ausgeruht fühlen für den Rest des Tages ...

und so wirst du mit dem Öffnen deiner Augen ganz wach ...

Geschenke des Baumes

Wenn die Früchte, die uns nähren, weniger selbstverständlich konsumiert werden, wir vielleicht so etwas wie Respekt und Dankbarkeit für die Gaben der Natur entwickeln, kann das die Sinne öffnen für Freuden, an denen sonst gedankenlos vorübergegangen wird.

Diese Geschichte vertieft die Trance, sodass sie gut als Grundlage für heilende Suggestionen genutzt werden kann.

... und so kannst du dir jetzt irgendwie ... durch den Reichtum deiner Erinnerungen vorstellen ... wie es sich anfühlt ...

oder du kannst es sehen ... oder direkt spüren ... wie du auf einer Hochebene gehst ... die Festigkeit und Härte des blanken Felsens unter deinen Schuhen spürst ... die Sonne scheint ... es sind kaum Pflanzen um dich herum ... und alles riecht nach intensiver Wärme und Trockenheit ... und während du so dahingehst ... in deiner Vorstellung ... spürst du die Arbeit deiner Muskeln ... wie sie sich anspannen und wieder lösen ... geschmeidig und kräftig ... und immer weiter so ...

es ist sehr warm ... ein Hut kühlt deine Stirn ... und so gehst du dahin ... riechst diesen Geruch ... der immer dabei ist, wenn Hitze den Stein erwärmt und die Pflanzen trocken werden ...

nach einiger Zeit ... das Hemd klebt vielleicht an manchen Stellen schon auf deiner Haut ... siehst du vor dir einen Pfad ... die Hochebene ist hier zu Ende ... der Pfad führt als staubiger Weg nach unten ... mal steiler, mal flacher ... wie eine helle Linie windet er sich nach unten ... und ein ganzes Stück tiefer ... endet dein Blick an einem weichen, hellen Nebel ... der angenehme Kühle verspricht ...

ohne groß zu zögern ... gehst du auf den Weg nach unten in die Tiefe ... wirbelst Staub auf beim Gehen ... die Vegetation wird vielfältiger um dich herum, je tiefer du kommst ... das Gras wird saftiger ... hier und da ist eine Blume zu sehen ... und so gehst du jetzt tiefer ... so schnell oder langsam, wie du magst ...

die Temperatur wird angenehmer ... nach einiger Zeit steht ein Kirschbaum am Wegrand ... mit schönen prallen Kirschen ... seine Zweige tragen die Früchte einladend tief ... der Baum bietet dir an, von ihm zu essen ... du pflückst vielleicht eine dieser runden Früchte ... führst sie zum Mund ... spürst die glatte Rundung der Frucht an der Zunge ... und die Vertiefung dort, wo der Stängel war ... deine Zähne durchdringen das weiche Fruchtfleisch ... und stoßen auf den Stein ... du genießt den süßen Geschmack des Kirschensaftes im Mund ... auf den Geschmack gekommen, setzt du dich nun in den Schatten des Baumes ... und steckst dir vielleicht eine Kirsche nach der anderen in den Mund ... genießt die süßen Geschenke des Baumes ...

und nachdem du genug gegessen hast ... bedankst du dich bei dem freundlichen Baum ... verabschiedest dich von ihm mit allem Respekt ... stehst auf und wendest dich wieder dem Weg zu ... deine Schuhsohlen berühren wieder den Staub des Pfades ... der dich weiter in die

Tiefe leitet ... und nach einiger Zeit an den Rand des Nebels bringt ... oder ist es eine Wolke ... du bleibst davor stehen ... schaust es dir an ... auf der einen Seite die helle warme Sonne, die kräftigen Farben ... und die intensiven Gerüche ... auf der anderen Seite all das verborgen oder gedämpft ... du setzt einen Fuß hinein ... er verschwindet darin, der Fuß, so dicht ist der Nebel ... es ist Verwunderung ... die dich zögern lässt ... eher Faszination und Interesse ... dass die Dinge so verschieden sein können, so nah beieinander und so verschieden ...

drüben auf der anderen Seite des Tales ... über dem Nebel ... kannst du einen Wald sehen ... in schönem Grün ... das deine Augen mögen ...

und du gehst hinein und hinunter in den Nebel ... mit traumhafter Sicherheit finden deine Füße den Weg ... und Nebel hat etwas Besänftigendes ... er fängt die Geräusche auf ... grelles Licht wird angenehm gedämpft ... alles wird abgemildert ... in seiner Intensität erträglicher ...

und so genießt du deinen Weg ... bis du plötzlich hindurch bist durch den Nebel ... und hier unten sieht alles ganz anders aus ... alles ist grün und saftig ... Blumen blühen ... Vögel zwitschern ... ein Bach plätschert vor sich hin ...

du trinkst von dem sauberen, klaren Wasser ... das überraschend gut schmeckt ... und sich im Körper sofort ausbreitet ... als positive Energie ... die dir guttut ... wie ein Zaubertrank ... der Energiereserven auffüllt ...

du bleibst ein Weilchen hier ... lange genug, um dich gründlich zu erholen ...

und du merkst, dass es an der Zeit ist, den Rückweg anzutreten ... entfernst dich mit einem freudigen, gesättigten Gefühl ... trinkst noch einmal am Bach, wenn du magst ... um noch etwas mitzunehmen ... von der Frische ... der Erneuerung ... und der Bach gibt dir gerne und freundlich von seinem Reichtum ... lädt dich ein, jederzeit wiederzukommen ...

und so kehrst du nun in deiner eigenen Geschwindigkeit hierher zurück ...

Gewitterregen

... und während die Ruhe in diesem oder jenem Moment auch schon tiefer war als jetzt ... sich nun aber vielleicht über diesen Punkt hinausbewegen kann ... ohne dass dir bewusst sein mag ... wie das vor sich geht ... mag sich der Himmel verändern ... ist er vorwiegend blau ... als Einblick in die Tiefe des Weltalls ... wenn du hineinschaust in diese blauen Teile ... hinein in die Tiefe der Tiefe ... so scheint der Blick unendlich weit geradeaus gehen zu können ... keine Wolke ... keine Mauer begrenzt ihn ...

und es gibt Menschen, die sagen, dass diese Unendlichkeit überhaupt nicht unendlich ist ... es gibt andere Menschen, die vermuten ... dass diese Tiefe ... eine Spiegelung unserer eigenen Tiefe in uns selbst ist ...

wie dem auch sei ... wenn ein Gewitterregen ... zusammen mit dem Wind ... die Pflanzen niederdrückt ... und jeder neue Tropfen ... für kurze Zeit sein ganzes Gewicht auf den Grashalm legt ... bevor er abrollt auf die Erde ... so duckt der Grashalm sich ... verändert seine Haltung ... seine Richtung ... um ganz er selbst bleiben zu können ... gibt er nach für den Moment ...

und so kannst du den Regen fallen lassen ... denn er fällt ohnehin ... in einem Gewitter manchmal ... und noch ein Stück weiter dich treiben lassen ...

und es genießen ... dass für dich der Himmel einfach nur blau ist ... manchmal grünlich ... manchmal dunkelblau ... in der Fantasie ...

während jemand, der sich damit beschäftigt ... wenn er in den Himmel guckt ... vielleicht gar nicht diese schöne Farbe genießen kann ... und den weiten Blick ... sondern von seinem Verstand immer wieder behindert wird ... weil ihm da Bilder kommen ... vom Universum, von Milchstraßen und Krümmungen ... von diesem und jenem ...

wenn der Himmel sich schließt mit Wolken ... und die Felder sich öffnen ... für den Regen ... um ihn aufzunehmen ... dann verschließt sich der Blick des Wissenschaftlers für den Himmel ... denn er sieht nun keine Sterne mehr ... während unsereins sich freut ... über das Leben auf den Feldern ... über das Grün ... über den Dampf, der aufsteigt ...

wenn dann der Regen vorüber ist ... einige letzte Tropfen schlagen noch besonders schwer auf ... es kommen die anderen Geräusche wieder hervor ... doch bevor sie wieder auftauchen ... beginnt ein Moment der Stille ... ein Moment des Verharrens ...

es ist eine irgendwie bedeutungsvolle Stille ... schlicht ... und vielleicht auch gar nicht leise ...

dann kommen die Geräusche wieder ... zunächst gedämpft ... durch den Schleier der Feuchtigkeit ... die noch in der Luft hängt ... die Gräser beginnen sich wieder aufzurichten ... das Wasser tritt seinen Rückweg an ... nach oben ... durch die Luft ... jetzt nicht mehr als große ... sondern als ganz kleine ... eigentlich nicht sichtbare Tropfen ...

ganz da oben vereinigt es sich wieder ... zu Wolken ... wird mehr und mehr sichtbar ...

die Blätter ... die Gräser richten sich ganz auf ... befreit vom Gewicht der Nässe ... sind sie nun wieder freier in der Bewegung ... unbelastet ... du kannst dich freuen ... schon bevor die Sonne wieder scheint ... über die kräftigen Farben ... nach einem Gewitter ... wenn die Wolken sich verziehen ... und den Blick freigeben ... in ein unendlich tiefes Blau ... kannst du beginnen ... die verschiedenen Auswirkungen des Regens ... sehen ... riechen ... hören ... vielleicht auch fühlen ... und dich darüber freuen ... wie reich er deine Sinne beschenkt ... der Regen ... und die klärende, reinigende Kraft des Gewitters ...

um dich nun allmählich wieder zu sammeln ... so, wie es für dich in Ordnung ist ... und hierher zurückzukommen ... dabei mit jedem Einatmen frischer und klarer werden ...

Frühlingsabend

Eine kurze Einstimmung auf die Nacht, Abschied nehmen von dem, was am Tage war.

... und während die Ruhe tiefer wird ... kannst du dich erinnern ... an das Gefühl ... an die Eindrücke ... auf einem warmen Felsen zu sitzen ... im Abendlicht ... hineinzuschauen in den Sonnenuntergang ...

dabei die laue Luft des Frühlings genießen ... die so voller Düfte ist ... Düfte, die vor Kurzem aus dem Winterschlaf erwacht sind ... und gerade begonnen haben ... sich in das entstehende Leben des Sommers hineinzuentwickeln ... sich auszubreiten ...

und die Abendluft ist nun voll von den verschiedenen Gerüchen der Pflanzen ... der Blumen ... der Gräser ... dem Geruch des warmen Asphalts der nahen Straße ...

das rotgoldene Licht der Sonne ... gibt den Farben um dich herum einen warmen Ton ...

und so wirst du dich mit der Sonne von einigem verabschieden ... das du loslassen kannst ...

dich mit dem Vollenden des Tages schon jetzt vorbereiten ... auf einen ruhigen Abend ... und eine erholsame Nacht ...

in der du tief schlafen wirst ... um am nächsten Morgen ... vielleicht überraschend ... frisch ... den Tag mit Freude zu beginnen ...

und weil das so ist ... kehrst du nun behutsam ... und vollständig in deiner eigenen Geschwindigkeit hierher zurück ... und wirst mit dem Öffnen deiner Augen ganz wach ...

Frühlingserwachen

Der Frühling ist mit dem Erwachen von Energien verbunden. Die Schönheit der Natur erblüht. Farbige Blumen erwachsen aus dem Nichts. Wärme und lange Abende versprechen Entspannung und Lebensfreude.

... und so kannst du dir jetzt etwas schenken lassen ... von dem in deinem Unbewussten zuständigen Bereich deiner Fantasie ... vielleicht das Bild ... und das Gefühl ... auf einer Wiese zu sitzen ... angelehnt an einen Baum oder Felsen ... oder auf einer Bank mit dem Blick in die Natur sitzend ... wie du es schon oft getan hast in deinem Leben ...

zu sehen, wie die Pflanzen sich zu entfalten beginnen ... aus der langen Ruhe des Winters heraus ... die meisten Pflanzen zeigen schon grüne Blätter ...

an einer Weide ... sind weiche Weidenkätzchen zu sehen ... dein Finger, während er darüber streicht ... meldet eine sehr angenehme Berührung an dein Gehirn ... sodass es Lust macht, die Augen zu schließen ... und nur zu fühlen ... für einen Moment ... dein Bewusstsein in diesen Finger zu verlagern ... und die Weichheit ... dieses Weidekätzchens zu fühlen ... und zu genießen ... die nur wenige Tage dauert in jedem Frühling ... im Moment aber in deinem Bewusstsein ewig ist ...

und der Frühling kündigt sich auch durch einen ganz bestimmten, unverwechselbaren Geruch an ... einen Geruch nach Pflanzen und Erde ... und auch nach anderem ... dieser typische Geruch kommt so nur im Frühling vor ...

und wenn er in deine Nase kommt, dieser Geruch ... dann kann er Erstaunliches auslösen in dir ... und ich weiß nicht ... ob du es jetzt zulassen kannst ... oder magst ... und auf welcher Ebene ... dieses Frühlingsgefühl ... ganz so, als würde dieser Geruch in deinem Körper Ähnliches auslösen ... wie in der Natur ... und wenn es für dich in Ordnung ist so ... für den Moment ... kannst du es nun zulassen ... und auch genießen ... wie der Geruch des Frühlings ... in deinem Körper Leben weckt ... ausgiebig genießen ...

dass die Wärme pulsiert ... bis hinein in die Spitzen deiner Zehen ... und ist die Wärme im rechten kleinen Zeh schon fast genauso stark ... oder ein bisschen schwächer als in dem zweitnächsten auf seiner linken Seite ... in jeden noch so weit entfernten Teil deines Körpers ... strömt Wärme ... Energie strömt in dir ... Lebensenergie ... ruhig und pulsierend ... dort auf der Frühlingswiese ... begleitet von den Stimmen der Vögel ... wie schon so oft zuvor in deinem Leben ... wenn sich dein ganzer Körper über das Erwachen der Natur im Frühling gefreut hat ... über die Farben der Blumen ... über ihre Düfte ...

und du kannst dich jetzt tief hineinsinken lassen ... in diese Empfindungen und in die Gefühle, die durch die Farben kommen ... vielleicht das Gefühl, als wärst du selbst eine Frühlingswiese ... mit all deinen bunten Blumen ... oder ein Teil davon ... vielleicht nur ein Maulwurfhügel ... eine Wiese, in der das Leben neu zu sprießen beginnt ... als wäre die Weichheit, die Zartheit des Weidenkätzchens ... Teil deines Empfindens ...

und dabei einfach doch nur daliegen ... angenehm schwer und wohlig warm ... und irgendwie auch gelassen ... ganz ohne Pflichten ... im Moment nur und ausschließlich für dich da sein dürfen ... deinen inneren Frieden ... deine innere Stille zulassen ... die dich öffnet, die dich frei werden lässt für Neues ... wie das Erwachen der Natur im Frühling ...

und ganz gleich, wie dein Verstand das Gehörte integriert ... es ist nicht wichtig für den Moment ... was wirklich wichtig ist ... geschieht im Moment durch dein Unbewusstes ... während du hier liegst, geborgen in dir selbst ... angenehm schwer und wohlig warm ...

um dann, nachdem es für dich in Ordnung ist ... dich wieder hierher zurückzuorientieren, in deiner Geschwindigkeit ... um mit wachem Bewusstsein wieder an dieser Gegenwart teilzunehmen ...

Herbstspaziergang

... und jeder kennt so für sich selber das Gefühl gut ... wenn anfangs noch die Gedanken durch den Kopf schwirren ... wie manche Vögel im Herbst ... die sich sammeln vor ihrer weiten Reise in die Wärme ... auf den Bäumen und auf den Feldern ... und manchmal scheinbar wild durcheinanderfliegen ... und sich dann wieder überraschend zu einer Einheit ordnen ... auf eine rätselhafte Weise ihren Flug untereinander abstimmen ... als wäre die Gesamtheit der Vögel selbst ein Wesen ...

und manchmal hat man den Eindruck, man kann überhaupt nicht entspannen ... und dann löst man sich, ohne es zu merken ... unvermittelt sind die Gedanken ganz woanders ...

so kannst du in Gedanken auf deinem Weg in einen Herbsttag gehen ... vielleicht ist es ein Feldweg ... oder in der angenehmen Kühle des Waldes ... vielleicht scheint die Sonne auf die Natur und auf deine Kleidung ... du kannst über Staub gehen, der sich in feinen Spuren auf deinen Füßen oder Schuhen ablagert ...

dies oder jenes zieht deine Gedanken an ... und es ist auch gar nicht wichtig ... dass du sofort ganz tief entspannst ... du kannst ganz bewusst an diese Eindrücke denken ... während dein Unbewusstes sich mit den wesentlichen Dingen beschäftigt ... und du kannst auch ganz unbewusst absichtlich nicht daran denken ... während sich das Bewusste mit dem Unwesentlichen beschäftigt ... und ich weiß nicht ... ob du jetzt beobachten willst, wie deine Atmung allmählich ruhiger wird ...

während die Ruhe sich über den ganzen Körper mehr und mehr ausbreitet ... und du kannst dich dabei erinnern an das Gefühl ... zu gehen ... einen Fuß vor den anderen zu setzen ... auf einem Feldweg, im Staub und manchmal im Gras ...

so kannst du an einem schönen Herbsttag hinausgehen ... spürst bei jedem Schritt die Anspannung ... und die Entspannung deiner Muskeln ... und du weißt aus jahrelanger Erfahrung ... mindestens schon seit du laufen kannst ... dass du dich nicht darum kümmern musst ... welcher Muskel wann angespannt wird ... denn dein Unbewusstes steuert diese komplizierten Zusammenhänge so gut, dass du dich gar nicht weiter darum kümmern musst ... um diese wichtigen Funktionen deines Körpers ...

und im Herbst hat das Sonnenlicht einen mehr gelb-rötlichen Farbton ... das Licht ist weicher ... die Geräusche klingen anders ... so, als würden sie abgerundet ... das goldene Licht verzaubert die Bäume ... und die Landschaften drumherum ... und du kannst einen weiten Blick haben ... über Wiesen, Felder und vielleicht auch Wälder ... die meisten Felder sind abgeerntet ... hier und da steht noch Mais ... er ist reif und trocken ... wenn der Wind hindurchrauscht ... berühren sich die Pflanzen ... erzeugen dabei ein ganz eigentümliches Geräusch ... wie das heimliche Flüstern einer Menge von Menschen ... interessant und belustigend in der Helligkeit des Tages ... eher unheimlich, wenn es dunkel wird ...

und so kannst du nun deinen Weg weitergehen ... und dich gleichzeitig innerlich treiben lassen ... denn es ist nichts wichtig für den Moment ... außer der Ruhe ... die sich jetzt in dir ausbreiten darf ... mit diesem schönen Gefühl, das du kennst, der Natur nahe zu sein ...

und der Herbst hat auch ganz eigene Gerüche ...

du kannst nun auf deinem Weg zu einem Walnussbaum kommen ... eine Nuss aufheben ... die vielleicht noch in ihrer grünen Schale steckt ... die Schale entfernen ... aufmerksam hören, wie sie bricht ... riechen, wie sich der typische Geruch nach Walnuss in dir ausbreitet ... und an deinen Händen zeigen sich die gelben, später braunen Spuren ... und wenn du die Walnuss betrachtest ... kannst du entdecken, sie ist sauber und irgendwie schön ...

und mit der Walnuss in der Hand kannst du weitergehen ... hörst das Rascheln der trockenen Blätter, die unter dem Baum liegen ... während deine Füße hindurchstreifen und drauftreten ... gehst unter dem Baum hervor ... wieder in das warme Sonnenlicht ... und kommst so nach einiger Zeit auf eine Wiese ... auf der eine Bank steht ...

und du kannst dich auf diese Bank setzen oder legen, ganz wie du willst ... den Kopf anlehnen ... dem Läuten der Kirchenglocken lauschen ... das von weit her klingt, mal lauter, mal leiser ... dieses Läuten, das erzählt, dass dort hinten auch Menschen sind ... die anderen Menschen durch den Klang der Glocken etwas mitteilen möchten ... begleitet vom Rauschen des leichten Windes in den trockenen Blättern ...

und die Gleichmäßigkeit der Glocken hilft dir, deine Gedanken davontreiben zu lassen ... für den Moment ... und mag deine Ruhe vertiefen ...

mit seiner ganzen Schwere ... liegt oder sitzt dein Körper auf der Bank ... die ihm Halt gibt ... die warme Sonne wärmt deine Haut, deine Kleidung ... die Natur drumherum riecht nach Herbst, nach Feuchtigkeit, nach reifem Obst, manches ist schon gegoren ... und ohne weiter darüber nachzudenken ... kannst du einfach nur riechen ... und dich treiben lassen ... das Rauschen der Blätter hören ... dich wohlfühlen ... und nur die Natur und deine Ruhe haben Bedeutung für den Moment ... alles andere kann erst einmal hinaufsteigen in die Tiefe des blauen Himmels ... tiefe Ruhe darf sich wohlig ausbreiten ...

und es ist nicht wichtig für das Bewusstsein ... welche Probleme dein Unbewusstes gerade jetzt auf welche Weise löst ... du kannst dich später davon überraschen lassen ... jetzt kannst du einfach nur dasitzen oder daliegen und spüren, dass du in deiner tiefen Ruhe auf eine gute Weise lebendig bist ... und irgendwie auch in dir dieser Herbst ein warmes Echo in den Gefühlen hervorruft ... nach einem heißen Sommer ist es angenehm, die Milde des Herbstes zu spüren ... nach einem Sommer, in dem man so oft die Augen zusammenkneifen musste, um nicht geblendet zu werden ... ist es angenehm, den Blick frei schweifen lassen zu können ... und zu genießen, wie das weiche, warme Licht die Pflanzen umhüllt, sie wärmt, mit seinen Strahlen irgendwie streichelt ...

und wenn du so daliegst und dich treiben lässt ... kannst du, wie so oft zuvor in ähnlichen Situationen, auch das Gefühl für die Zeit verlieren ...

und dort auf der Bank im warmen Licht der Sonne ... lässt das Gefühl, genügend ausgeruht zu sein, dich allmählich wieder wach werden ... du kannst deinen Blick auf die Umgebung richten, dich dabei orientieren ... streckst dich dort ... und gehst wieder zurück ... vorbei an dem Nussbaum ... dessen herabgefallene, trockene Blätter rascheln ... vielleicht findet dein Fuß noch diese oder jene Nuss ... die unter den Blättern verborgen liegt ...

gehst vorbei an dem Maisfeld, das wieder aufgeregt flüstert ... den Staub, das Gras unter deinen Füßen ...

und so kommst du in deiner eigenen Geschwindigkeit ... behutsam und ausgeruht und erfrischt von diesem Ausflug hierher zurück ... und achtest sorgfältig darauf, dass du dir die Zeit nimmst, die du brauchst ... um dich gut zu integrieren und wach und klar zu werden ...

Herbstlaub

... und wenn es vorher sehr laut war ... kann Stille schon auch einmal bedrückend werden ... aber nur für einige Momente ... nach einiger Zeit gewöhnen sich das Ohr und das Gehirn an die Stille ... sie wird bald als ausgesprochen wohltuend empfunden ...

und weil diese wohltuende Stille in der Natur leichter gefunden wird ... kannst du jetzt hinausgehen ... mit deinen Gedanken ... mit deiner Fantasie ... auf einen Weg zwischen Feldern ... auf einen Feldweg ...

während ein anderer Teil deines Selbst sich noch mit dem Alltag beschäftigt ... um die Dinge abzuschließen, die nun einmal abgeschlossen werden müssen ... um später ... wenn sie erledigt sind ... nachzukommen ... auf den Feldweg ... an einem Tag im Herbst ...

und während du weggehst von den Häusern ... hinaus zwischen die Felder ... werden die Stimmen der Menschen weniger ... sie sind leiser und seltener zu hören ... eine Weile noch mögen die Dinge dich beschäftigen ... und dann das frische Gefühl der sauberen Luft beim Atmen da draußen zwischen den Feldern ... das gute Gefühl ... sich bewegen zu können ... denn es tut gut ... die Kraft der eigenen Muskeln zu spüren ... vielleicht den Wind in den Haaren ...

und du kommst vorüber an herbstlichen Sträuchern und Bäumen ... Blätter zerbröseln unter deinem Schritt ... rascheln und knirschen unter deinen Füßen ...

und so kannst du zu einer Bank kommen ... die wie so häufig unter einem Baum steht ... kannst dich auf sie setzen oder legen ... vielleicht mit einer Decke unter deinem Körper ... deinen Körper angenehm weich betten ... und ihm Wärme geben ...

du kannst hinausschauen in die Weite der Felder ... beobachtest vielleicht gerne die Bewegung der Vögel ... und es ist mehr und mehr, als würde die Zeit langsamer vergehen ... der Baum über dir hat noch einige Blätter behalten ... sie bewegen sich im Wind ... immer mal wieder fällt eines zur Erde ... oder es fällt nicht eigentlich ... vielmehr löst es sich allmählich vom Baum ... um dann taumelnd nach unten zu schweben ... ganz so, als wüsste es nicht so recht ... wo es eigentlich hinfallen soll ... schwebt es mal auf die eine ... mal auf die andere Seite ... dreht sich um sich selbst ... wird von einem Windstoß weggetrieben ... ein Stück nach oben getragen zu den Wolken ... und fällt oder schwebt wieder nach unten ... und auf dem Boden angekommen ... liegt es leicht dort ... wird von einem Windstoß aufgenommen und davongetragen ... und schwebt so wieder ein Stück weiter ...

immer mal wieder fällt ein Blatt herunter ... es löst sich mal durch eine Windböe ... mal durch die Bewegung eines Vogels, der sich auf einen Ast setzt ... und wenn es andere Blätter streift ... kann es in der Stille erstaunlich laut sein ...

so haben sich im Laufe der Zeit auf dem Boden um dich herum viele Blätter angesammelt ... übereinander ... und nebeneinander ... und sie liegen dort, um zu zerfallen und die Nahrung zu bilden für den Baum, von dem sie stammen ... dein Schritt über die Blätter ... der sie zerkleinert, hat auch seine wichtige Bedeutung ... in diesem Prozess der Umwandlung ...

ein Stück weiter drüben lässt sich ein großer Vogel scheinbar schwerelos ... in weiten Kreisen ... nach oben tragen ... ganz langsam ... immer tiefer ... in den Himmel hinein ...

weit entfernt ist ein Traktor zu hören ... ein Bauer pflügt sein Feld ... es ist eine scheinbar endlose Arbeit ... eine Furche nach der anderen ... ausdauernd und geduldig ... und während der Bauer diese Arbeit tut ... hat sein Unbewusstes Zeit ... sich um die Integrität des Ganzen zu kümmern ... die gepflügte Erde ist dunkler, feuchter ... du lässt dir die Zeit ... diesen Moment ausgiebig zu genießen ... lässt seine Ruhe und Gelassenheit sich in dir ausbreiten ...

und dann, wenn es für dich in Ordnung ist ... stehst du auf von der Bank ... ganz gemächlich gehst du zurück ...

näherst dich den Häusern ... und die Dinge, die vorhin so unruhig waren, sind jetzt erst einmal vergessen oder weniger wichtig geworden ... du freust dich auf die Wärme und Geborgenheit deiner Wohnung, deines Hauses ... vielleicht auch auf die Anwesenheit anderer Menschen ...

und kommst so behutsam und vollständig integriert hierher zurück ... so schnell oder langsam, wie es für dich in Ordnung ist ...

Waldspaziergang im Regen

In der Tiefe des Waldes sind – ähnlich wie im Schlaf – Dinge verborgen, die fern der alltäglichen Realität liegen können. Das schafft die Freiheit zu fühlen und denken, was »neben« der normalen Wahrnehmung liegt.

... während auf der einen Seite diese oder jene Geräusche zu hören sind ... kennst du auf der anderen Seite die Stimme des Regens ...

das Fallen der Tropfen auf das Fensterbrett ... während du hier in der Wärme bist ... geborgen vor Wind und Regen ...

und vermutlich bist du schon manchmal im Regen spazieren gegangen ... hast die Tropfen gespürt ... auf der Kleidung ... auf der Kapuze wie ein Prasseln ... die Nässe auf deiner Haut ... vielleicht war der Regen warm ...

und der Regen dämpft alle anderen Geräusche ... beruhigt ... schafft irgendwie einen Raum, in dem alles andere weniger wichtig wird ...

und so kannst du einen Spaziergang machen in einen Wald hinein ... die warmen Regentropfen fallen auf die Blätter ... auf den Boden des Waldes ... ein besonderer Geruch steigt auf ... der Geruch von nasser Walderde ... von nassem Moos ... die Geräusche des Waldes sind weniger geworden ... gefiltert durch die herabfallenden Wassertropfen ... und so kannst du tiefer hineingehen ...

und auf der Seite, von der der Regen kommt, ist die Rinde der Bäume nass ... meist wächst dort auch mehr Moos ... und du kannst tiefer hineingehen ... es ist oft schön, so für sich allein zu sein ... hin und wieder ist durch das gleichmäßige Prasseln der Tropfen hindurch ein Vogel zu hören ... vielleicht ein Kuckuck in der Ferne ...

und so kannst du tiefer hineingehen ... an manchen Stellen scheint schon wieder die Sonne hervor ...

und doch kann es weiterregnen ... so kommst du nach einiger Zeit zu einer Hütte tief im Wald ... eine einfache Holzhütte ... und du gehst hinein ... wenn du magst ... setzt dich hin ... fühlst deine Schwere ...

nach dem langen Weg ... besonders die Schwere deiner Füße ... angenehme Schwere ... deine Glieder genießen es ... die Spannung loslassen zu können ...

du schaust hinaus zu den Bäumen ... siehst das Wasser an den Blättern perlen ... das Licht bricht sich farbig in den Wassertropfen ... und so kannst du dich in aller Ruhe in die Betrachtung des Waldes und des Regens hineinsinken lassen ... mit deiner Aufmerksamkeit ...

und nach einiger Zeit ... du hast es vielleicht gar nicht bemerkt ... hat der Regen aufgehört ... vereinzelt tropft die Nässe noch von den Blättern herunter ... gesammeltes Nass in dicken Tropfen ... wirft lautes Platschen in die Stille des Waldes ...

Dunstschwaden steigen auf ... und du entschließt dich, weiterzugehen ... die Stimmen der Tiere werden lauter und vielfältiger ... nach dem Regen ... die Sonne erwärmt alles ... und der Geruch des Waldes verändert sich wieder ... wird ganz typisch ...

unter deinen Füßen spürst du den weichen, nassen Boden ... hörst die Nässe bei manchem Schritt ... wenn der Boden matschig ist ... nach dem Regen ist das Grün der Blätter intensiver ... und warm von der Strahlung der Sonne ... am Himmel über dir sind noch einzelne Wolken zu sehen ... am Wegrand Baumstämme ... gefällt von Waldarbeitern und zurechtgelegt zum Abholen ...

und so erreichst du irgendwann ... eine schöne Waldlichtung ... in die das Sonnenlicht voll hineinfällt ... mit hohem Gras ... mit Büschen ... und niedrigen, noch jungen Bäumen ... und in der Mitte dieser Lichtung ... scheint etwas zu sein ... du kannst es noch nicht sehen ... denn es wird von vielen Büschen verborgen ... und so schlenderst du gemütlich dorthin ... bist etwas neugierig ... trittst auf Gras ... auf Blätter und herumliegende Äste und Zweige ... kommst näher ... kannst aber noch immer nicht hineinschauen ...

gehst durch das hier etwas höhere Gras ... Schmetterlinge fliegen auf, sie umflattern dich ... und setzen sich an anderen Stellen wieder auf Blüten ... und findest schließlich einen Pfad hinein ... folgst ihm neugierig ... alles ist hell ... das warme Licht der Sonne findet seinen Weg durch die Äste und Zweige auch zu dir ... und stehst unvermittelt vor einer kleinen Wiese innerhalb der Büsche ... mit grünem, niedrigem Gras ... umgeben von grünen Sträuchern ... die dem Außenstehenden den Blick hinein verwehren ... es ist ein schönes Fleckchen Wiese ... verborgen ... geborgen inmitten des Waldes ... sonnendurchflutet und dennoch geschützt vor dem Wind und vor zufälligen Blicken ...

und so ziemlich in der Mitte auf dieser Wiese steht ... eine Badewanne ... es ist eine außergewöhnlich schöne Badewanne ... mit schönen

Füßen auf einem Steinboden ... und das Wasser in der Badewanne ist warm ... duftet fein ... und es lädt dich irgendwie ein, hineinzusteigen ... du schaust dich um ... fühlst dich sicher und geborgen ... überlegst vielleicht noch einmal kurz ... und irgendwie ist es ein schöner Gedanke ... da hineinzusteigen ... und so ziehst du deine Kleidung aus ... stellst erst einen Fuß hinein ... das Wasser ist genau so, wie du es magst ... du lässt dich schließlich hineinsinken ... lässt dich einhüllen von der Wärme im Duft des Waldes ...

deine Gedanken werden träge ... dein Körper wird locker und öffnet sich ... die Haut wird weit ... prickelt ... du schaust hinauf und siehst den blauen, weiten Himmel ... hörst neben dir und um dich herum die Vogelstimmen ... und genießt dieses Ungewöhnliche ... in einer Badewanne im Wald zu liegen ... wohlig warm ... und so kannst du es genießen ... etwas so Außergewöhnliches zu tun ...

um dann ... nachdem du für den Moment genug davon hast ... dich vielleicht noch einmal kalt abduschen ... wenn du das magst ... dann wieder auszusteigen ... dich in aller Ruhe gründlich abtrocknen ... mit einem schönen, weichen Handtuch ... das die Sonne für dich gewärmt hat ... dich wieder anziehen ... um dann erfrischt und erheitert deinen Rückweg anzutreten ...

und je weiter du dich von der Lichtung entfernst ... desto mehr erscheint dir dieses Bad wie ein Traum ... wie ein schöner Traum ... Träume sind oft außergewöhnlich ... und haben vielleicht gerade darin ihren Sinn ...

und als du schon fast wieder zurück bist ... weißt du vielleicht gar nicht mehr ... ob es wahr ist ... oder ob du vielleicht nur dort in der Hütte vom beruhigenden Geräusch des Regens umgeben ... eingeschlafen bist ... und den Rest nur geträumt hast ... und es ist so gar nicht wichtig ...

und so sammelst du dich für den Alltag ... und kommst in deiner eigenen Geschwindigkeit wieder hierher zurück ... so schnell oder langsam, wie es gut ist für dich ...

Mantel der Nacht

Mit der Nacht wird Ruhe ebenso verbunden wie Träume, die Grenzen überschreiten. Neue Ideen werden zugelassen, die im wertfreieren Raum der Traumwelt in Ruhe betrachtet werden können.

Mit der Dunkelheit ist aber auch Angst assoziiert, die verringert werden kann, indem die Nacht als schützender Mantel gesehen wird.

... und abends ... wenn es draußen noch hell ist ... dort hinten, wo die Sonne noch vor Kurzem war ... ist der Himmel rosa ... und auf der anderen Seite des Himmels ist er schon dunkelblau ... ins Schwarze übergehend ... während du jetzt hier liegst ... angenehm schwer und wohlig warm ...

und durch das Geschehen des Tages ... kannst du noch mehr oder weniger Hektik in dir spüren ... im Kopf ... in den Gedanken ... Auswirkungen auch im Körper und in den Gefühlen ... Spannungen in den Muskeln ... während das Blau am Himmel in ein Rosa übergeht ... abends ... und sich allmählich verändert ... in ein leichtes Violett ... und von der gegenüberliegenden Seite des weiten Himmels ... die Nacht herankommt ... langsam und absolut lautlos kommt sie abends ... die Nacht ...

gleichzeitig kannst du jetzt einmal auf die Suche gehen ... in dir ... um herauszufinden, welcher von all den Gedanken in deinem Kopf am weitesten zurückreicht ... zum Beginn dieses Tages ... du kannst dir einen Gedanken nach dem anderen anschauen ... auf die Suche gehen ... vielleicht begann die Hektik des Tages schon vor dem Aufstehen ... vielleicht mit dem Gedanken, was heute wohl wieder alles kommen mag ... während da draußen abends die Nacht kommt ... das Violett dunkler wird ... und diese Nacht ... hat einen schwarzen Mantel an ... sie kommt zwar langsam ... aber nichts kann sie aufhalten ...

Straßenlaternen bilden ein kleines, helles Gewölbe ... über das der schwarze Mantel der Nacht sich legt ... und sobald das Licht ausgeht ... sinkt er hinunter ... lautlos und schwerelos ...

und die Scheinwerfer von Autos ... bauschen den Mantel der Nacht auf ... an den Stellen, wo sie auf ihn treffen ... und er fällt gleich wieder herunter, wenn die Autos vorüber sind ... die Nacht nimmt es mit tiefer Gelassenheit ... vielleicht merkt sie es nicht einmal ... vielleicht gefallen ihr diese Berührungen des Lichtes sogar ... und sie spielt mit ihnen auf ihre Art ...

und ich weiß nicht ... wie viele deiner Gedanken du jetzt schon angeschaut hast ... du kannst sie auch ordnen ... nach ihrer Größe ... oder Dicke ... oder auch nach Farben ... kannst es zulassen, dass sie ihren Sinn erfüllen ... damit sie sich dann auch verabschieden können ... während die Nacht vorangeht ... fast alles Violett inzwischen verschwunden ist ...

und mit der Nacht kommt die Ruhe ... erst ziehen sich die Geräusche draußen immer weiter zurück ... dann auch innen in den Häusern ... und je weiter die Nacht voranschreitet ... desto stiller wird es auch in den Häusern ...

und mit der Nacht kommt nicht nur Ruhe ... bei manchen kommen mit der Dunkelheit auch Ängste ... die Menschen fürchten dann manchmal die Nacht ... obwohl die Nacht selbst gar nichts Fürchterliches an sich hat ... denn sie geht einfach nur ihren Weg ... während die Ängste oft neue Entwicklungen gebären ... auch öffnen sie die Sinne für das, was so geschieht ... und wenn die Angst gegangen ist ... dann kann man es genießen ... in der Stille der Nacht zu sitzen oder zu liegen ... den Geräuschen zuzuhören, die sich nachts anders anhören ... so sind lauwarme Frühlingsabende voller Leben ... und wenn du genau hinhörst ... dann hörst du nachts vielleicht das Rascheln der Blätter ... spürst das Erwachen der Pflanzen, die nachts wachsen ...

und so kannst du es genießen ... hier zu sein ... angenehm schwer und wohlig warm ... während draußen die Nacht weitergeht ...

seit unglaublich langer Zeit ... folgt sie der Sonne ... schon immer geht sie der Sonne hinterher ... und dort, wo die Sonne ist ... kann die Nacht nicht sein ... und doch wird sie sie irgendwann ... in unvorstellbar ferner Zeit ... eingeholt haben ... und ihren lautlosen Umhang auch über sie ausbreiten ... und auch dann weitergehen ... langsam und geduldig ...

und so kannst du diese stetige, unabänderliche Begebenheit, diesen Wechsel auch in dir spüren ... es ist etwas, worauf du dich immer verlassen kannst ... das nicht in Zweifel gezogen werden braucht ... und du genießt es im Moment vielleicht ... und lässt es den Sinn erfüllen, für den es da ist ...

um dich dann wieder zu sammeln ... und in deiner eigenen Geschwindigkeit wieder hierher zurückzukommen ...

Energieschmetterlinge

Diese Geschichte bietet die Idee an, dass verbrauchte Lebensenergie wiedergewonnen wird, sobald wir zur Ruhe kommen. Sie wird gesammelt und steht neu zur Verfügung. Wenn wir im Alltag weniger Energien an Sorgen und unnötige Dinge binden, werden wir mehr Kraft für das Wesentliche haben.

... und die Geräusche werden abends irgendwann weniger ... während die Dunkelheit sich mehr und mehr auf die Erde senkt ... und die Nacht ankündigt ... mit der die tiefe Ruhe kommt ...

Reste der Sonne erleuchten den Himmel noch ... und in dem Maß, in dem die Sonne geht ... kommt die Nacht näher ... und die Ruhe breitet sich aus ... wird mit jedem Ausatmen ein Stückchen tiefer ... und breiter ... im Körper und im Empfinden ... auch in den Gedanken ...

und während die Ruhe sich also ausbreitet ... fällt die Spannung ab vom Körper ... und sie fällt auch heraus aus den Gedanken ... sie fällt nicht wirklich zu Boden ... während die Muskeln und Glieder sich tatsächlich real ausbreiten auf der Unterlage ... wird aus der Spannung ein kleines, buntes, durchsichtiges Kügelchen ... wenigstens in der Vorstellung ...

und eine winzige, uns unbekannte kleine Fliege kommt ... sie ist bunt schillernd ... mehr ein Schmetterling als eine Fliege ... sie nimmt dieses Kügelchen mit ... für jedes Spannungskügelchen kommt ein Schmetterling ... und anfangs, während viel Spannung abfällt, herrscht ein reges Treiben ... viele bunte, kleine Schmetterlinge kommen ... die aussehen, als ob sie auch schöne Fliegen sein könnten ... damit keine Spannung verloren geht ... und während du jetzt also tiefer sinkst ... in eine wohltuende und gründliche Erholung ... und die Spannung mehr und mehr von dir abfällt ... tragen die Schmetterlinge sie davon ...

diese Schmetterlinge wohnen in den Bäumen ... immer ganz oben in den höchsten Spitzen der Äste und Zweige ... laden sie ihre Kügelchen ab ... und manchmal, wenn keine Bäume in der Nähe sind ... oder die, die hier sind, schon alle beladen sind ... dann fliegen sie weiter ... und wenn gar keine Bäume da sind ... dann legen sie die Kügelchen ... auf Hügel oder Steine ... und dort, wo besonders viele Kügelchen liegen ... kannst du manchmal, wenn du aufmerksam hinschaust ... ein Leuchten sehen ... denn diese Kügelchen sind pure Energie ... Kraft, die in dir geboren wurde ... aus der Natur heraus ... und in Momenten wie jetzt ... wenn du die Spannung in dir loslässt ... wird sie wieder zurückgebracht in die Natur ... und während dieser wichtige Austausch abläuft ... kannst du einfach nur daliegen, angenehm schwer und wohlig warm ... und dich tiefer sinken lassen ...

denn es ist nicht wichtig ... dass du mir bewusst zuhörst ... weil die Schmetterlinge ruhig und geduldig das Ihre tun ... in der Vorstellung ... und alle Energie ihren Platz findet in der Wirklichkeit ...

und irgendwann kommt wieder der Zeitpunkt ... da ist die meiste Spannung schon weg ... und eine wohlige, umfassende Ruhe ... hat sich im Körper, in den Gedanken ausgebreitet ... dein Geist ruht in einem weichen Bett ... alles ist warm eingehüllt und geborgen ...

und die vielen kleinen Schmetterlinge sind nun auch zur Ruhe gekommen ... sie sitzen in der Nähe ... damit kein Kügelchen verloren geht ... und weil die Spannung abgefallen ist und die Ruhe sich ausgebreitet hat ... kann nun die Energie frei in dir pulsieren ... dort, wo es nötig ist ... werden Zellen erneuert ... Krankheiten werden geheilt ... ohne dass du es bewusst steuern würdest ... alles wird gründlich überholt ...

und dann, wenn die Schmetterlinge merken ... dass nun kaum mehr Spannung abfallen wird ... weil die Ruhe umfassend geworden ist ... dann steigen sie auf ... und sie bleiben immer mit dir in Verbindung ... denn immer mal fällt Spannung ab ...

jetzt nutzt dein Organismus diese Ruhepause, um sich zu erholen ... und da draußen auf den Spitzen der Zweige und Äste ... liegen unglaubliche Mengen an bunten Kügelchen ... jedes einzelne geballte Energie ... und wenn diese Zweige so richtig gesättigt sind ... dann fangen sie erst an sanft zu schimmern ... dann so richtig zu leuchten ... und nicht jeder sieht es zu jeder Zeit ...

und mit dem Aufgehen der Sonne morgens ... lösen sich die Kügelchen ... und fliegen hoch zur Sonne ... werden von ihr aufgenommen ... gehen auf in ihr ...

und werden irgendwann später ... dann, wenn wir es brauchen ... über die warmen Strahlen der Sonne wieder zu uns zurückgesandt ... und durch unsere Haut und die Augen wieder aufgenommen ... in unseren Körper ... in unsere Seele ... so ist an diesem ewigen Kreislauf auch die Sonne beteiligt ... und die kleinen Schmetterlinge um uns herum ...

deshalb kannst du dich, nachdem es für dich in Ordnung ist so ... nun langsam, behutsam und vollständig wieder sammeln ... und hierher zurückorientieren ... so schnell oder langsam, wie es gut ist für dich ...

sodass du mit jedem Atemzug wacher und frischer wirst ... um später, wenn du heute Abend zu Bett gehst ... einen tiefen und erholsamen Schlaf zu haben ...

Drachenflieger

Das Fliegen überschreitet unsere durch die Schwerkraft vorgegebenen Grenzen. Es ist uns in der Wirklichkeit nur mit Hilfsmitteln möglich – oder aber in unserer Vorstellung, die nicht an die Realität gebunden ist. Indem wir fliegen, lösen wir uns von allem, was uns unten hält, was uns beschwert. Wir lassen los. Das Fliegen bietet reiche sinnliche Genüsse. Dem Verstand hilft es, die scheinbar unveränderliche Perspektive aufzugeben und den Überblick zu gewinnen. Der Landeplatz ist oft ein anderer als der Startpunkt. Das impliziert die Möglichkeit von Veränderungen in der Zeit dazwischen.

... während dein Bewusstsein jetzt vielleicht noch über etwas nachdenkt ... oder auf etwas achtet ... kann dein Unbewusstes dir die Vorstellung oder Erinnerung erleichtern ... dass du auf einen Berg gegangen bist ...

du kannst dich dort freuen an den verschiedenen Bäumen, Blumen, Gräsern und anderen Pflanzen ... an den verschiedenen Formen, Farben und Gerüchen ... du hast viel Zeit dafür ...

da sind Vögel ... tief im Himmel ein Bussard, vielleicht ist es auch ein Adler ... da sind Raben und andere ...

bei manchen deiner Schritte wird Staub aufgewirbelt ... wenn du auf einen trockenen Maulwurfhügel trittst ...

du hast vielleicht einen Freund oder eine Freundin bei dir ... wanderst in aller Ruhe dahin ... nimmst die Gerüche in dich auf ... die stillen Geräusche dieser Landschaft ... fern von aller Hektik ... kannst du dich gehen lassen für den Moment ... während du so gehst und die Zeit sich dort verliert ...

vor dir wird irgendwann der Gipfel sichtbar ... du setzt dich oben auf eine Bank oder auf einen Felsen ... um deine Beine ruhen zu lassen ... in der Wärme zu dösen ... und du lässt es dir gut gehen dabei ... du hast vielleicht Hunger ... isst ein mitgebrachtes Vesper ... trinkst etwas Gutes dazu ... und lässt dabei deinen Blick träge schweifen ...

in einiger Entfernung etwas seitlich von dir ... bereitet sich ein Drachenflieger auf seinen Start vor ... du beobachtest ihn gelassen von deinem sicheren Ruheplatz aus ... wie er sich vorbereitet ... seine Reise durch die Luft anzutreten ... er ist offensichtlich ein erfahrener Flieger ... jede seiner Handlungen ist von großer Sicherheit und gelassener Umsicht geprägt ... nun geht er auf die Rampe ... beugt sich hinaus ... der Wind bewegt seine Kleidung und seine Haare ... der Stoff des Drachens fließt wellenförmig auf dem Wind ... dann läuft er ein paar kräftige Schritte ... und wird auch schon davongetragen ... hinaus und aufwärts in die Tiefe des blauen Himmels ...

er legt sich vertrauensvoll auf den Wind ... von deinem sicheren Platz auf dem festen Boden der Erde aus ... beobachtest du in Ruhe und mit Interesse ... wie er dahingleitet ... sich tragen lässt ... hochgehoben wird und sanft wieder tiefer sinkt ... dabei die Landschaft unter sich beobachtet ... der Wind streicht durch sein Haar ... berührt ihn ... zupft hier und da an seinem Anzug ... rüttelt auch schon einmal am Stoff des Drachens ... während der ihn sicher und geborgen trägt ...

der Drachenflieger lenkt seinen Flug in die richtige Richtung ... gemächlich, vielleicht sogar etwas träge, folgen deine Augen ... dem Gleiten des farbigen Dreiecks unter der wissenden Führung des Fliegers ... der dort oben ganz andere Perspektiven hat ... während er langsam tiefer schwebt ... seine Schwerelosigkeit genießend ... und die Zeit eine andere Dimension hat ...

sich treiben lassen können ... alles, was zuvor war und was danach vielleicht kommen wird ... vergessen können ... wenigstens für diesen Moment ... im tiefen Vertrauen auf die eigenen unbewussten Fähigkeiten und Fertigkeiten ...

die Farben genießen ... das Grün der Bäume ... das tiefe Blau des Himmels ... seine unendliche Weite wie eine schützende Glocke über sich ... für eine ausreichend lange Zeit alles weit und nah genug entfernt ... darüber schweben dürfen ...

dabei der Erde allmählich wieder näher kommen ... die Sichtweise verändert sich erneut ... Unvertrautes wird vertraut ... Vertrautes auf eine neue Weise sichtbar ... wie in Zeitlupe auf eine große schöne Wiese hinunterschweben ... noch einmal ausgiebig die Schwerelosigkeit genießen ... das Frei-Sein von Regeln ... die unter manchen Umständen ihre Gültigkeit verlieren dürfen ... um danach wieder gültig zu werden, manchmal weniger streng ... mit der Leichtigkeit eines Vogels auf dem sicheren Grund der Wiese ankommen ...

sich vom Fluggerät lösen ... um sich daneben in das warme, weiche Bett des Grases zu legen ... die Schönheiten des Fluges noch einmal gründlich nachwirken lassen ... zwischen bunten Blumen und den Düften der sonnengewärmten Pflanzen ... vielleicht eine angenehme Kühle im Schatten eines Baumes ... um sich tief auszuruhen ... in der wohltuenden Sicherheit ... festen Boden unter dem Körper zu haben ...

und all das kannst du beobachten von deinem Platz ... oben auf dem Berg ... auf dem du dich ausgeruht und Kraft geschöpft hast ... um dich nun allmählich wieder zu lösen von diesen Eindrücken ...

gehst du deinen Weg zurück ... hierher ... spürst deinen Körper wieder deutlicher ... hörst die Geräusche dieses Raumes wieder deutlicher ...

um dann mit dem Gefühl, ein schönes Erlebnis gehabt zu haben ... ausgeruht und frisch wieder hier anzukommen ... in diesem Raum und in dieser Zeit ...

Hineinversetzen

Indem wir uns in anderes hineinversetzen, wird es uns möglich, neue Seiten an uns zu entdecken und zuzulassen, für die wir zuvor nicht offen waren.

Der Stein ist ein Stück Ewigkeit

Indem wir fühlen, wie sich ein Stein fühlen mag, entdecken wir vielleicht harte, geduldige oder andere Teile an uns oder entwickeln sie neu. Wenn wir sehen, dass selbst der harte Stein nur eine begrenzte Lebensdauer hat, relativieren wir Zeit, was vielleicht einen neuen Umgang mit unserer Zeit ermöglicht.

... und während du so daliegst ... kannst du dich erinnern ... denn du kennst das Gefühl gut ... feinen, warmen Sand in deinen Händen zu halten ... die Wärme strahlt in deine Arme hinein ... und wohlig weiter bis in dein Innerstes ... füllt dich aus ... wohlige Wärme ...

und du kannst im Moment einfach so da sein und es genießen ... wohlig warm ... dabei kann deine Fantasie dir helfen ... die Geschichte dieses feinen Sandes zu sehen ... denn vor vielen Tausenden von Jahren ... vielleicht sogar vor Millionen Jahren ... war dieser Sand Teil eines großen Steines ... der da an einem Berghang ruhte ... und den Lauf der Dinge beobachtete ... mit tiefer Gelassenheit ...

eine unermesslich große Zahl von Schmetterlingen ruhte sich im Laufe der Jahre auf ihm aus ... oft trafen sich jung verliebte Schmetterlingspärchen auf ihm ... er genoss diese Augenblicke ... in denen er gestreichelt wurde von zarten Flügeln ... manche kamen häufiger zu ihm, sodass er sie richtig kennenlernen konnte ... er lernte so einiges in dieser Zeit über die Freuden und Sorgen von Schmetterlingen ...

auch Vögel ruhten sich auf ihm aus ... sangen ihre Lieder ... und riefen von ihm herab nach anderen ... und so schaute er sich die Geschehnisse über die Jahrtausende in aller Ruhe an ... um sich herum hatte er seine Freunde und Verwandten ... tief unter ihm rauschte ein Fluss ... der im Laufe der Zeit seine Richtung auch schon einmal änderte ...

im Sommer ließ er sich von der Sonne erwärmen ... speicherte die Wärme ... und gab sie nachts an die Tiere weiter, die sie bei ihm suchten ...

mit der Zeit reifte in ihm die Erkenntnis ... dass eine Veränderung notwendig wurde ... und so entschloss er sich an einem warmen Sommertag ... das Angebot des Flusses anzunehmen ... und weiterzuziehen ... und in den folgenden 2354 Jahren löste er sich gemächlich aus der Geborgenheit der Erde ... und ließ sich schließlich einfach fallen ... wie er es in seinem langen Leben schon sehr oft getan hatte ... innerhalb von wenigen Sekunden begann er nach unten zu rollen ... blieb mal ein Jahr bei diesem Freund oder auch einmal ein paar Jahre bei jener Freundin liegen ... um sich mit der dazu nötigen Gelassenheit zu verabschieden ... schließlich ließ er sich das letzte Stück hinunterrollen ... sprang dabei noch bei diesem oder jenem vorbei ... zarter bei denen, die er mochte ... deutlich heftiger bei denen, die er nicht mochte ... und landete schließlich im Fluss ... der nahm ihn mit sich ... im einen Jahr schneller ... wenn mehr Wasser von den Bergen kam ... im anderen Jahr langsamer, wenn weniger Wasser herabfloss ...

so kam es ... dass unser Stein auf dieser Reise noch so manchen anderen Stein kennenlernte ... und so manches schöne Erlebnis hatte ... immer wieder ließ er ein Stück von sich zurück dabei ... das mit der Zeit immer feinerer Sand wurde ... von dem du nun etwas in den Händen hast ... in deiner Vorstellung ... sodass du jetzt an ihm teilhaben kannst ... seine Wärme spüren kannst ... die er auch für dich aufgenommen und gespeichert hat ...

es wärmt die Seele ... sich bewusst zu machen ... dass dieser warme, weiche Sand in unseren Händen tatsächlich ein Stück Ewigkeit ist ... und du kannst deine Hand öffnen ... der Sand fließt nach unten ... streichelt dabei deine Haut ... ganz ähnlich wie die Schmetterlingsflügel damals diesen Sand streichelten ... als er noch Stein war ...

und so kannst du jetzt zuschauen ... in deiner Vorstellung ... wie der leichteste Sand vom Wind aufgenommen und davongetragen wird ... wie ein flüchtiger Nebelschleier ... und wie der schwere Sand unter deiner Hand ein Häufchen bildet wie ein kleiner Berg ...

und so bringst du nun die innere Ruhe mit hierher ... die das Ergebnis dieser Berührung der Ewigkeit ist ...

und immer dann, wenn du in Zukunft einen Stein in den Händen hältst oder Sand ... kannst du sie wieder spüren ... und Teil von ihr werden ... von der fast unendlich tiefen Ruhe und Gelassenheit der Ewigkeit ...

sodass du nun mit jedem Einatmen frischer und klarer wirst ... und mit dem Öffnen der Augen wieder wach für diesen Alltag bist ...

Rasenmäher

Ein Geräusch, das oft als störend empfunden wird, kann zu einer Brücke in schöne Erinnerungen werden. Insofern ist diese Geschichte eine Metapher für einen möglichen Umgang mit allem Störenden, das nicht zu ändern ist.

... und aus deiner vielfältigen Erfahrung weißt du, wie es ist ... zuzuhören oder einfach nur zu genießen ... und so kennt dein Körper auch das Gefühl ... irgendwo bequem zu sitzen ... auf einer Bank ... im warmen Abendlicht ...

und vielleicht zu sehen und zu hören ... wie in der Nähe ein Rasen geschnitten wird ... von einem Rasenmäher ... ein Halm fällt nach dem anderen ... du riechst das frische Gras ... hörst die Vögel ... zwischendurch beobachtest du all das beiläufig ... während die Ruhe sich weiter und tiefer in dir ausbreiten kann ...

da ist die Sorgfalt desjenigen ... der den Rasenmäher lenkt ... du bewunderst vielleicht die Liebe ... mit der er seinen schön geschorenen Rasen betrachtet ... auch wenn das nicht jedermanns Geschmack ist ... denn Jedermann kann dir jetzt einfach völlig gleichgültig sein ...

und eine Pusteblume wirft im Fallen ... noch alle ihre Samen ab ... die vom Wind aufgenommen ... und davongetragen werden ... hier und dort hängen bleiben ... ganz unterschiedlich schnell ihren Bestimmungsort erreichen ...

du kannst – wie schon manches Mal in deinem Leben – ein Büschel abgeschnittenes Gras in die Hand nehmen ... und vielleicht wie einen leisen Hauch ... die Traurigkeit der Gräser spüren ... der Blumen auch ...

und wenn du auf den geschnittenen Rasen schaust ... kannst du vielleicht überraschend die intensive Freude spüren ... der Pflanzen, die nun endlich Licht haben ... und wachsen können ... sich der warmen Sonne entgegenstrecken ... die vorher immer im Schatten der Großen standen ... und jetzt vielleicht das erste Mal so richtig frei dastehen ...

die noch nie zuvor so viel Sonne abbekommen haben und sich nun so richtig ausbreiten können ... nach allen Richtungen ... die Wärme voller Genuss und bereitwillig aufnehmen ... und auch das nährende Licht ... sehen können ... was sie zuvor nur ahnen konnten ... nachdem sie jetzt die Gelegenheit erhalten haben ... frei zu wachsen ... sich ungehindert zu entfalten ... mit der Aussicht ... bald selbst zu den Großen zu gehören ...

und so genießt du es jetzt ... auf deine Weise ... Kraft und Ruhe zu schöpfen ... aus dir selbst heraus ... und wo immer du es sonst findest ...

bereitest dich dabei innerlich darauf vor ... zurückzugehen ... um den Tag fortzuführen ... auf eine schöne Art ... dich dabei wohlfühlen in dir selbst ... und um später in der Nacht einen schönen Traum zu träumen ... der Kraft schenkt ... wie es schon so mancher Traum in deinen Nächten getan hat ... und neue Erfahrungen ... und die Offenheit ... Neues anzunehmen und zu lernen ... auch im wachen Bewusstsein ...

und so kehrst du nun in deiner eigenen Geschwindigkeit ... vielleicht mit der Erinnerung an den Geruch des frischen Grases in der Nase ... hierher zurück ... dann, wenn du bereit bist ... wieder ganz wach zu werden ... und wirst vollständig integriert und klar mit dem Öffnen deiner Augen ...

Pförtner

Über in der Fantasie ablaufende Veränderungen können Einflüsse auf körperlicher Ebene tatsächlich möglich werden. Dabei ist es durchaus hilfreich, wenn erwähnt wird, dass die Geschichte nur in der Fantasie abläuft. Das reduziert den Widerstand des Verstandes, der noch glauben mag, dass auf diese Weise eine Besserung gar nicht möglich sei.

... und während du deinen Körper in die Ruhe des Augenblicks sinken lassen kannst ... angenehm schwer und wohlig warm ...

kannst du dir vorstellen, wie es in deinen Ohren aussieht ... da sitzt einer ziemlich nah am Eingang ... und registriert jedes Geräusch ... das an ihm vorüber zur Zentrale ... zum Chef will ... weil er in das Gehirn möchte ... und wie diese Pförtner so sind ... unsere Männer im Ohr sind alle ganz verschieden voneinander ... sie sehen auch schon sehr verschieden aus ... du hast vielleicht schon von jenem berühmten grünen Männchen gehört ... aber nicht alle sind grün ... sie tragen auch unterschiedlich modische Kleidung ... auch Frauen erobern diesen warmen Arbeitsplatz immer häufiger ...

sie haben alle so ihre eigenen Kriterien für die Bedeutung oder das Aussehen ... das so ein Geräusch haben muss ... um vorgelassen zu werden ... manche Pförtner haben Vorlieben ... der eine mag besonders gerne das beruhigende Brummen eines Schiffsmotors ... oder die Verlockung der Ferne in dem Geräusch eines Zuges, der über die Schienen rollt ... aber das ist schon fast exotisch ... viel mehr Pförtner lieben Musik ... auch da gibt es Unterschiede ... die einen mögen es klassisch ... die anderen modern ... die einen eher ruhig ... die anderen lebhafter ...

und die Tageszeit spielt auch so ihre Rolle ... morgens sind die einen noch nicht so richtig wach ... verschlafen deshalb schon einmal dieses oder jenes Geräusch ... vergessen die Tür zu öffnen zum Chef ...

andere sind hellwach und übereifrig ... sodass sie schon auch mal einen Rüffel bekommen vom Chef ... morgens doch etwas langsamer zu machen ... normalerweise haben sie recht freie Hand ... selten mischt sich auch der Chef direkt ein ... zu bestimmten Zeiten will er es ganz genau wissen ... da muss jeder durchgelassen werden ... auch wenn er noch so leise und unscheinbar oder undeutlich daherkommt ...

es kommt sogar vor ... dass der Pförtner sein Häuschen verlassen und nach Geräuschen suchen soll ... da macht nicht jeder freiwillig mit ... dann gibt es wieder andere Gelegenheiten ... da dürfen nur ganz bestimmte Töne durchgelassen werden ... im Konzert und im Gespräch ... wehe da schmuggelt sich ein Fremder vorbei ... oder einer ohne Krawatte ... da kann er empfindlich sein ... der Chef, das kann ganz schön anstrengend werden ... aber man hat ja so seine Möglichkeiten ... als Pförtner in einer so wichtigen Position ... solange er nicht überfordert wird ... ist er schon sehr machtbewusst ... selten gleitet ihm da etwas aus der Hand ...

und nachts ... da ist er der Wichtigste überhaupt ... er bestimmt über Aktivität und Passivität fast aller anderen ... der Chef hat sich dann zurückgezogen ... sein sanfterer Bruder übernimmt für diese Zeiten die Leitung ...

mit ihm ist leichter auszukommen ... obwohl er im Gegensatz zum anderen wirklich gar nichts übersieht ... schimpft er nie und ist immer zur Stelle ... wenn es irgendwo Schwierigkeiten gibt ...

und wenn von oben die Weisung kommt ... gar keiner solle mehr durchgelassen werden ... dann wird erst einmal die Schranke verschlossen ... dann kommt noch ein großes Tor dahinter ... und schließlich wird auch noch mit Decken isoliert ... ganz selten kommt da noch etwas durch ...

im anderen Fall ... wenn alles durchgelassen werden soll ... wird alles geöffnet ... wenn dann immer noch zu wenig durchkommt ... schickt der Pförtner Gehilfen los ... die Töne aufsammeln und bringen sollen ... wo immer sie sie finden ...

es gibt auch Zeiten ... da entwickelt der Pförtner eine ganz seltsame Art ... seine Aufgabe zu erfüllen ... manchmal hat er einfach genug ... ist überlastet ... fühlt sich nicht genügend anerkannt ... oder Ähnliches ... es ist nicht so, dass er streiken würde ... er verliert dann irgendwie die Lust ...

dann werden unwichtige Geräusche im Körper ... die sonst gar nicht zu hören sind ... auch schon mal zu laut ... der Chef nennt das einen Tinnitus ... oder die Tür klemmt und ist nicht mehr zu öffnen ... dann hört der Chef schlecht ...

der Pförtner ist eigentlich kein richtiger Angestellter ... sondern einer aus der Familie ... der größtes Interesse am Wohlergehen des Familienbetriebs hat ... aber er braucht eben auch seine Anerkennung ... um nicht das Interesse an seiner Arbeit zu verlieren ...

eine gewisse Pflege hätte er auch ganz gerne ... deshalb ist es sicher wichtig ... von nun an regelmäßig ... vielleicht einmal täglich, zu seinem eigenen Pförtner hinzugehen ... um ihm einen Tee zu bringen ... oder nach seinem Befinden zu fragen ...

das kann auch unbewusst geschehen ... sich mit ihm zu unterhalten ... und sich um sein Wohlergehen zu kümmern ... damit er auch nicht friert ... und genügend zu essen bekommt ... deshalb kannst du ihn jetzt einmal besuchen gehen, wenn du magst ... die Gelegenheit nutzen, um ein Gespräch zu führen ... damit auf unbewusster Ebene ... die wichtigen Dinge eingeleitet werden können ...

und kommst danach ... mit dem Gefühl ... dich ein wichtiges Stück mehr in deine eigene Person integriert zu haben ... in deiner eigenen Geschwindigkeit hierher zurück ... und wirst mit dem Öffnen deiner Augen ganz wach ...

Wolkenreise

Fern vom Alltag auf weichen Wolken gebettet einfach nur dahintreiben und nebenbei die Dinge aus der entfernten Perspektive einer Wolke betrachten können, sodass neue Bewertungen zugelassen werden, die emotional entlasten.

... und wie immer, wenn der Alltag etwas weiter weg ist ... kann Ruhe sich ausbreiten ... das Unbewusste ist bereit ... neue Dinge auszuprobieren ...

und so kannst du zu einem Fenster in deinem Inneren gehen ... und es mag dir heute leichter fallen ... aus der Alltagshülle rauszutreten ... und durch das innere Fenster hinauszugehen ...

und tiefer ... hinein in die Landschaft hinter dem Fenster ... und während du jetzt tiefer gehst ... kommst du irgendwann zu einem Felsen ... und oben auf dem Felsen hast du einen weiten Blick ...

tief hinein in die Landschaft ...

die Wolken ziehen vorüber ... so nah, dass du sie anfassen kannst, wenn du willst ... irgendwie unwirklich und interessant ... und so bleibt eine Wolke neben dir stehen in deiner Vorstellung ... der Wind hat aufgehört für den Moment ... und die Wolke steht neben dir ... du hast den Eindruck, sie fordert dich auf, mit ihr zu kommen ... auf eine Reise, wenn du bereit bist dazu ... es ist eine freundliche Wolke ... du zögerst vielleicht ein bisschen ... während sie geduldig deine Entscheidung abwartet ... sie wirkt sehr weich und freundlich ... du kannst hinaufsteigen, sie hilft dir irgendwie, zu ihr hochzukommen ... und tatsächlich, sie ist wunderbar weich und doch fest ...

du legst dich nach anfänglichem Zögern schließlich hinein, genießt diese weiche und doch feste Wolke ... schließt deine Augen und lässt dich hineinsinken ...

und wirst auf einer anderen Ebene wieder wach als Wolke ... du bist nun für den Moment auf dieser Ebene in deiner Vorstellung die Wolke ... bist genauso frei und beweglich ... kannst dich so richtig hineinfühlen ... und der Wind trägt dich hinaus über den Felsen ... der Himmel ist unendlich tief über dir ... und genauso weit vor, hinter und neben dir ... nur Himmel und andere Wolken ... ein ungeahntes Gefühl der Weite, der Freiheit durchströmt dich ...

du schwebst dahin, getragen auf unsichtbaren Händen ... der Wind ist dein Freund ... du kannst mit ihm sprechen ... und so bist du auf einer unendlichen Reise ...

irgendwann beginnt die Dämmerung ... es wird dunkel, der Himmel über dir bekommt mehr Tiefe ... mit einer unendlichen Zahl an Sternen ... keine Wolke verdeckt den Blick ... die Morgendämmerung mit ihren schönen Farben über und unter den Wolken ... ein ganz anderer Blick von oben ... unter dir ganz klein die Häuser ... viele Bäume ... Straßen wie Striche und Linien ... und manchmal auch heiße Wüsten ... dann wieder kühle Berge ...

da unten sind auch Verwandte von dir ... Flüsse und Bäche, zu denen du dich als Wolke hingezogen fühlen kannst ... kleine und große Seen wie grüne, graue und blaue Augen ... und diese Seen spenden dir Energie ... wenn der Nebel aufsteigt aus ihnen ... und du spürst dich kräftiger werden dadurch ... vielleicht auch größer und nimmst dadurch mehr Raum ein ... du kannst sie genießen, diese Freiheit im Raum ... die Leichtigkeit ... an nichts gebunden, zu nichts verpflichtet ... dich einfach nur treiben und tragen lassen von den verschiedenen Winden ...

du lernst dabei ganz nebenbei die Winde voneinander zu unterscheiden ... da gibt es kühle Winde ... zu denen der Schnee gehört und das Eis ... und wenn dieser kühle Wind bei dir ist ... dann veränderst du dich ... wirst kühler und fester ...

und dann gibt es auch wieder die warmen Winde ... die dazu führen, dass du dich ausbreitest und träge dahintreiben lassen kannst ...

sicher freust du dich manchmal ... wenn du als Wolke etwas abgeben kannst von deinem Gewicht ... als Wolke ist das sehr einfach ... du kannst es regnen lassen ... runter auf das da unten ... das so fern ist ... du bist reich an kostbarem Wasser ... du kannst es behalten ... oder auch großzügig abgeben ...

du kannst deine nächsten Verwandten kennenlernen, die anderen Wolken ... die sehr verschieden aussehen ... in ihren Farben und Formen ... oft triffst du dich mit ihnen ... vereinigst dich vielleicht sogar so weit mit ihnen, dass du dich selbst nicht mehr unterscheiden kannst von den anderen ...

dann wieder trennst du dich mit der Hilfe des Windes von den anderen ... spürst deine Grenzen neu ... dabei können viele Empfindungen auftreten ... da ist die Freude ... sich unabhängig bewegen zu können ... eine gewisse Leichtigkeit, Beweglichkeit ... ihr könnt miteinander tanzen wie spielende, lachende Kinder ... in der Tiefe des Himmels ... die Zeit existiert nicht in dieser Zeit ... da ist nur gelebte Veränderung ... ein immerwährender Fluss ...

und nun kommst du allmählich wieder zurück zu diesem Felsen vom Anfang ... wachst in der weichen Wolke auf ... siehst den Felsen langsam auf dich zukommen ... und da die Zeit reif ist ... steigst du ab, bedankst dich bei der Wolke ... schaust ihr zu, wie sie davonschwebt ...

und gehst dann in deiner eigenen Geschwindigkeit zielstrebig zurück zum inneren Fenster ... und durch es hindurch ... hinein in den Alltag ...

und kommst in deiner eigenen Geschwindigkeit hierher zurück ... um vielleicht heute Nacht im Traum deine Reise fortzusetzen ...

Einzelheiten

In dieser Geschichte wird dazu angeregt, die Sicht auf die Welt und ihre Zusammenhänge spielerisch zu verändern. Wenn die Einzelheiten zu dicht vor Augen sind, verliert man leicht den Überblick – und umgekehrt.

... und die beste Entfernung ist manchmal die Nähe ... wenn du ein Stück von einem Wald entfernt bist ... kannst du viele Bäume sehen ... und oben die Kronen der Bäume ... als eine grüne Fläche ...

wenn du näher kommst ... siehst du weniger Bäume ... dafür viel mehr einzelne Blätter und nicht mehr nur eine grüne Fläche ... und je näher du kommst, desto weniger Bäume siehst du ... und desto deutlicher die Blätter und bald auch, wie viele es sind ...

du kannst noch näher herangehen ... die Blätter werden dabei immer größer ... die Bäume immer weniger ...

und so stehst du irgendwann unmittelbar vor einem Baum ... nur wenige Zentimeter von ihm entfernt ... sozusagen von Nase zu Rinde ... und du siehst jetzt nur noch diesen einen Baum ... und den auch nur zu einem Teil ... obwohl du vielleicht mitten in einem Wald stehst ... zwischen Hunderten von Bäumen ...

die Blätter sind jetzt groß ... es sind auch nicht mehr so viele ... in deinem Blickfeld ...

du kannst die raue Rinde des Baumes anfassen ... das Moos riechen ... das Rauschen der Blätter hören ...

und vielleicht entdeckst du ... dass an dem Stamm des Baumes entlang ... viele Ameisen hintereinander hinauf und hinunter klettern ...

du kannst einer dieser Ameisen folgen ... deinen Blick sozusagen von ihr hinauftragen lassen ... und kannst dabei die Unregelmäßigkeit der Rinde spüren ... wie über Berg und Tal hinauf und hinunter ...

sehr geschäftig ist es hier ... Ameisen kommen dir entgegen ... sie gehen tiefer ... den Baum hinunter ... während du dich hinauftragen lässt ... zielsicher geht die Ameise ihren Weg ... an diesem oder jenem Ast vorbei ... ganz oben hat sie ihre Landwirtschaft ... das ist auf einem Blatt ... ein Blatt voller niedlicher kleiner Blattläuse ...

gleich nebenan sitzt ein Vogel ... es ist ein Raubvogel ... ein schöner Vogel ... du staunst vielleicht über seine kraftvolle Ausstrahlung ... über die Freiheit seines Wesens ... die sich auch in seiner Haltung ausdrückt ... über die Klarheit und Tiefe seines Blicks ...

er gestattet es dir ... ihn anzusehen ... sogar ihn vorsichtig zu berühren ... seine weichen, empfindlichen Federn ...

und er lässt dich auf seinem festen Rücken sitzen ... nimmt dich mit hinauf ... durch die Kraft seiner Flügel ... die große grüne Fläche unter dir verändert sich ... wird zur Krone eines Baumes ... aus der Sicht der Raubvögel ... und du kannst dich immer tiefer hineintragen lassen ... in den Himmel ... für dich ohne Mühe ... geborgen in der Stärke und Flugsicherheit des dich tragenden Gefährten ... das Rauschen des Windes in deinen Haaren ... in seinen Federn ... unter dir nur Blätter ... viele grüne Blätter ... und aus den Blättern wird ... je mehr du dich von ihnen entfernst ... eine Landschaft aus unterschiedlich hohen Baumkronen ...

und schließlich verlierst du den Blick für die einzelnen Blätter vollständig ... und erhältst Aussicht auf die einzelnen Bäume ...

und in aller Ruhe geht es noch tiefer hinein ... in den Himmel ... und so verlierst du auch den Blick für die einzelnen Bäume ... und siehst immer mehr Landschaften ... mit Feldern ... Baumgruppen ... Wegen ... und es gibt Menschen, die immer nur den einzelnen Baum gesehen haben ... und es gibt andere Menschen, die immer nur Wälder gesehen haben ... und wenn die beiden sich unterhalten ... über Bäume und Rinde ... so kann es sein, dass sie über dasselbe sprechen ... und sich gar nicht verstehen ...

und dein starker Begleiter ... trägt dich auf deinen Wunsch hin zu einem Ort ... an dem du dich ausruhen kannst ... an dem du Kraft und Einblick schöpfen kannst ... irgendwie ... und es ist so gar nicht wichtig, wie es geschieht ... dass manche Dinge sich ändern ... und du kannst dich dort ein Stück weit innerlich treiben lassen ... und dir dabei die Freiheit nehmen ... wichtige Dinge geschehen zu lassen ... wie schon oft in deinem Leben ...

um dann, nachdem es für dich in Ordnung ist ... dich wieder zu sammeln ... und dich vollständig hierher zurückorientieren ... und mit jedem Einatmen ein Stück wacher werden ... und klarer und frischer ...

Schneeflocke

Auch der kalte Schneefall hat seine positiven Seiten. Äquivalent gilt für das ganze Leben, dass nahezu alles Geschehen auch irgendwo positive Seiten hat. Wie jede einzelne Schneeflocke sind auch wir Teil eines Ganzen, das sich mit uns in ständiger Veränderung befindet. Unsere momentanen Probleme sind also meist vorübergehender Natur.

... und wenn draußen der Schnee fällt ... wirkt das Rauschen der Heizung oder das Knistern eines Feuers ... um einiges beruhigender ...

und immer, wenn wir aus der Kälte in die Wärme kommen ... entspannen wir uns ein Stück weit ... allein schon dadurch, dass wir wissen ... jetzt in der Wärme geborgen zu sein ...

es lockert sich die Muskulatur ... unsere Atmung wird ruhiger ... und ein großer Teil der Anspannung fällt von uns ab ... denn dann haben wir nicht mehr die unbewusste Sorge, erfrieren zu müssen ... wir wissen tief in uns ... dass Wärme unser Leben schützt, unsere Gesundheit ...

auch deshalb kannst du jetzt loslassen ... für den Schutz vor Kälte ist gesorgt ... diese Sorge fällt unbewusst ab ... meist bemerken wir es gar nicht ... und wenn du darauf achtest ... dann spürst du ... dass du dich ein ganzes Stück wohler fühlst ... wenn du eintrittst ... von der Kälte in die wohlige Wärme ... und die Haut, die Muskulatur, das Gehirn und selbst deine Stimmung passen sich fast sofort an ... in der Haut werden die Blutgefäße weiter geöffnet ... Wärme pulsiert hindurch ... die Finger und die Zehen fangen vielleicht an zu kribbeln ... und beginnen bald darauf zu glühen ... wenn sie vorher richtig kalt waren ... und während auf diese Weise der ganze Körper die Wärme genießt ... können deine Gedanken träge werden ... und ein Stück weit absinken ... die Gedanken des Tages sinken nach unten ... wie die weißen Schneeflocken draußen vor dem Fenster ... und es ist gut so ...

und die Flocken da draußen fallen nicht gleichmäßig schnell nach unten ... manche schweben ... halten inne auf ihrem Weg nach unten ... bewegen sich zeitweise überhaupt nicht ... oder steigen sogar wieder aufwärts ... wenn ein Windhauch sie in seine Hände nimmt und mit sich trägt ...

doch irgendwann ... kommt jede Schneeflocke irgendwo unten zur Ruhe ... und dort unten verschmilzt sie mit anderen Flocken ... ist nicht mehr alleine, sondern gehört nun dazu ... als Teil des Ganzen ... sie gibt ihre Form auf und bekommt eine Neue ... und das, was einmal diese Schneeflocke war ... wird irgendwann mitgetragen ... im Rinnsal, das die Straße oder den Berg hinunterfließt ... oder vom Dach in die Dachrinne ... irgendwo einsickert in die Erde ... durch den weichen Boden ... wo es gereinigt wird ... weiterfließt ...

um irgendwann ... in einen Bach zu münden ... ein Teil des Baches zu werden ... vom Bach in den Fluss ... und von dort in das Meer ...

und so schwimmen in jedem Meer ... unzählbar viele Schneeflocken ... und man erkennt sie nicht ...

doch irgendwann lösen sie sich wieder aus dem Meer ... nehmen eine neue eigene Identität an ... steigen nach oben als schwerelose, fast unsichtbare Kügelchen ... sammeln sich hoch oben in den Wolken ... in der Tiefe des Himmels ... lassen sich vom Wind mittragen ...

und wenn sie weit genug in den Norden kommen ... dann dürfen sie wieder zu einer Schneeflocke werden ... und langsam hinunterfallen ... und selbst wenn sie die gleichen sind wie zuvor, haben sie sich doch verändert ... weil das nun einmal so läuft, wenn neue Erfahrungen dazu kommen ... und weil sie es wissen, nehmen sie das Gute daran und freuen sich darüber ...

es dauert bestimmt einige Zeit ... bis eine Schneeflocke von ganz da oben ... bis ganz da unten geschwebt ist ... vielleicht möchtest du dich einmal für einen Moment hineinfühlen in eine solche Schneeflocke ... fühlen, wie du hinunterschwebst ... fast schwerelos ... zwischen den anderen Flocken tanzt ... weich und weiß ...

und je kälter es ist, desto wohler fühlst du dich als Schneeflocke ...

um dann, wenn du unten angekommen bist ... aufgenommen zu werden ... in der Gemeinschaft der anderen ... und dich mit ihnen zusammen zu verwandeln ... und dann hinwegtragen zu lassen ... bis du vielleicht Jahrhunderte später hier in der Nähe ... oder woanders wieder zu einer Schneeflocke wirst ... und so wird deutlich, dass Zeit für eine Schneeflocke eine ganz andere Rolle spielt ... vielleicht gar keine ...

du magst dich jetzt vielleicht noch ein Weilchen tragen lassen ... als Flocke im Wind ... fast schwerelos ...

oder als Teil eines Rinnsals, eines Baches oder Flusses ... auf dem Weg zur großen Vereinigung ... im Meer ... oder vielleicht auch schon wieder als Wolke ... auf dem Weg in den weißen Norden ... oder in den warmen Süden ... und du wirst auf diesem Weg Erfrischung und Erneuerung aufnehmen ... in aller Ruhe ...

und dann frisch und ausgeruht hierher zurückkehren ... in deiner eigenen Geschwindigkeit ... sodass du dich dabei wohlfühlst ... und mit dem Öffnen deiner Augen wirst du wach und frisch ...

Sensibilität für Wahrnehmung

Durch die folgenden Geschichten werden die Wahrnehmung des Körpers und seine Akzeptanz verbessert. Eine bessere Lebensqualität und ein gesünderer Umgang mit der Einmaligkeit unseres Körpers sind die gewünschten Folgen.

Wärme strömt durch den Körper

Diese Geschichte verbessert bei häufiger Anwendung ganz konkret die Durchblutung der Haut und ermöglicht einen immer direkter werdenden Einfluss auf diese vegetativ gesteuerte Funktion.

... und während du so daliegst ... lenkst du deine innere Aufmerksamkeit nun in deine Hände ... und spüre einmal die einzelnen Finger und Fingergelenke ... achte auf die Wärme ... die hindurchströmt ... und vielleicht besonders gut in den Fingerspitzen zu spüren ist ... manchmal wie ein Pulsieren ...

die Wärme transportiert auf ihrem Weg durch deinen Körper alle schädigenden Stoffe ab ... später werden diese Stoffe auf natürliche Weise ausgeschieden ...

die wohlige Wärme bringt heilende Stoffe mit sich ... die sie überall dort abgibt, wo sie gebraucht werden ...

und wandere nun mit deiner Aufmerksamkeit zu deinen Handgelenken ... spüre auch dort die strömende Wärme ... die sich auch in den Unterarmen ausbreitet ... in den Ellenbogen ... in den Oberarmen ... in den Schultergelenken ... du kannst nun deutlich eine strömende Wärme in beiden Händen und Armen spüren ...

und über den Hals strömt die Wärme weiter in den Kopf ... breitet sich dort aus ... hinterlässt an den Schläfen und an der Stirn eine angenehme Kühle ... strömt auch im Hals, der angenehm locker und frei wird ... an der Wirbelsäule entlang nach unten ... umspült angenehm jeden einzelnen Wirbel ... breitet sich über den ganzen Rücken aus ...

strömt auch nach vorne über die Brust ... über und in den Bauch ... der sich warm, weit und weich anfühlt ... strömt weiter in die Hüften ... und Hüftgelenke ... in das Gesäß ... und in die Oberschenkel ... in die Knie und Kniegelenke ... in die Unterschenkel ... in die Fußgelenke und Knöchel ... und schließlich in die Füße mit den Fußballen ... in alle Zehen und Gelenke des Fußes ... Und so kannst du sie jetzt genießen, die angenehme Schwere und wohlige Wärme ... die sich in deinem ganzen Körper ausgebreitet hat ...

und bringe nun aus dieser angenehmen Erfahrung ausreichend Ruhe und Gelassenheit mit ... um dich für den Rest des Tages frisch und angenehm locker zu fühlen ...

Hand

Wir nutzen unseren Körper normalerweise, ohne uns viele Gedanken über seine wunderbaren Empfindungsmöglichkeiten zu machen. In dieser Geschichte soll das Bewusstsein für die Hand und für den Körper überhaupt gesteigert werden. Dankbarkeit für unsere Empfindsamkeit kann entstehen. Wir spüren uns und den Kontakt mit dem, das außerhalb von uns liegt, bewusster.

... und weil du deine Augen in der Ruhe schließen kannst, sodass sie sich geborgen fühlen und mit dem Körper ausruhen können ...

kannst du dich erinnern ... irgendwann, vielleicht schon vor der Geburt ... auf jeden Fall aber kurz danach ... hast du damit angefangen ... etwas zu sehen ... zuerst war es wohl nur die Unterscheidung zwischen hell und dunkel ... irgendwann dann Striche ... die mal verbunden waren mit anderen ... mal nicht ... und Kreise ... Formen konntest du immer deutlicher voneinander unterscheiden ...

und du wusstest nicht, was das da ist ... zunächst ... im Laufe der ersten Wochen ... Monate ... lerntest du ... dass diese oder jene Formen oder Farben wichtiger für dich sind als andere ... da sind auch so viele Möglichkeiten ... die die Menge von Einzelteilen ... in jedem Bild, das wir sehen, darstellt ... irgendwann hast du dich eingestimmt ... ein Blatt ist ein Blatt ... und nicht eine große Menge meist grüner Punkte nebeneinander ...

ein Baum in einer Allee ... ist ein Baum ... und gleichzeitig ist er Teil der Umrahmung eines Loches zwischen den Bäumen ... und so kannst du, zunächst mit deiner inneren Aufmerksamkeit, später auch mit den Augen, deine Hand betrachten ... die rechte oder die linke oder auch beide ...

und ich weiß nicht ... du weißt es auch nicht, jedenfalls nicht auf bewusster Ebene ... wie viele Tausend Mal du deine Hände schon betrachtet hast ... oft, ohne sie bewusst zu sehen ... so eine Hand hat viele Seiten ... da sind so viele kleine Härchen oben drauf ... vielleicht ist die Hand nur dazu da ... um den Härchen Halt und Nahrung zu geben ... eine kleine Fliege mag das so sehen ... da sind die Furchen zwischen den einzelnen Hautabschnitten ... eine Welt voller Täler und Gebirge ... die Hand hat viele Glieder ... ist sehr beweglich ... die Hand kann fühlen ... sehr unterschiedlich ... wenn du mit einem Finger über den Nagel eines anderen streichst ... entsteht unter dem Nagel ... ein eher gedämpftes, dumpfes Gefühl für diesen Kontakt mit dem anderen Finger ... auf der anderen Seite ... an der Fingerspitze ... ist das Gefühl einer ganz feinen Berührung ... mit dieser glatten Oberfläche des Nagels ... eine Vielfalt ... manchmal eine Explosion von Gefühlen ... kann Farben auslösen ... vielleicht sitzt in der Fingerspitze ... in jeder einzelnen ... ein Gefühl, das Freude heißt ... das immer dann, wenn du etwas, das du magst, ganz vorsichtig und zart berührst ... anfängt umherzuspringen ... sich zu freuen und zu tanzen ...

und wenn du kleine Kinder, die nur wenige Jahre alt sind, gewähren lässt ... dann wollen sie alles anfassen, was sie sehen ... und während sie es mit ihren empfindsamen kleinen Fingern berühren und kennenlernen ... sind ihre Blicke häufig nach innen gerichtet auf die Welt ... die sich eröffnet durch die Berührung mit ihren Fingern ...

und innerlich vergleichen sie unbewusst ... das, was sie sehen ... mit dem, was sie fühlen ... und erstellen ein stimmiges Bild ...

da ist noch eine andere Seite der Hand ... sie kann etwas fühlen und Empfindungen auslösen ... auch wenn sie das, an das sie sich annähert ... gar nicht berührt ... sondern knapp darüber oder davor schwebt ... und empfängt ... wie eine ganz sensible Antenne ... alles aufnimmt, was herüberkommt ...

wenn du eine Blume, die auf der Wiese steht ... mit der Hand betrachtest ... ohne sie anzufassen ... so spürst du dennoch etwas ...

wenn du sie dann anfasst ... ganz vorsichtig ... dann spürst du wieder etwas anderes ...

wenn du sie fester in die Hand nimmst ... um sie abzureißen ... dann spürst du weniger ... obwohl deine Hand mehr Kontakt hat ... mit der Blume ...

wenn sich deine Hand einer anderen Hand nähert ... ganz langsam und bewusst ... so spürst du ... anfangs nur unbewusst ... je näher du der anderen Hand kommst ... in der Hand etwas von der ganzen anderen Person ... und deine Augen sehen etwas anderes ... als deine Hand spürt ...

wenn du dir einmal erlauben wirst ... das, was deine Hand spürt ... als Wirklichkeit zu nehmen ... dann kannst du entdecken ... dass auch dein Auge etwas anderes sieht ... wenn es die Person ansieht ... von der die Hand ein Teil ist ... dass auch deine Ohren etwas anderes hören können ... als zuvor ...

und ich möchte ... dass du dir immer mal wieder ... wenn du dazu Gelegenheit hast ... und die Zeit ... den inneren Raum gibst ... diese anderen Seiten ... deiner Hände bewusst zu erfahren ... um dir auf diese Weise ein neues Fenster ... in die Welt des Erlebens zu öffnen ... um dich ein Stück mehr zu integrieren in die Welt ... auf eine für dich gute Weise ...

mehr und mehr hören deine Ohren jetzt wieder in diesem Raum ... die verschiedenen Geräusche, die dazugehören ... du wirst dich deshalb nun wieder zurückorientieren ... in diese Zeit und in diesen Raum ... in deiner eigenen Geschwindigkeit ... und wirst mit dem Öffnen deiner Augen ganz wach ...

Aufmerksamkeitskreis

Unsere Aufmerksamkeit kann aktiv beeinflusst werden. Sie tut nicht nur etwas mit uns, wir können über ihren Brennpunkt und über ihre Weite den

Inhalt bestimmen. Die Art, wie wir mit diesem Inhalt umgehen, beeinflusst maßgeblich unsere Gedanken und Gefühle. Außerdem wird natürlich die Realität, in der wir uns erleben, durch unsere Aufmerksamkeit mitbestimmt.

... und ein Teil deiner Aufmerksamkeit beschäftigt sich noch mit den Dingen von vorhin ... während ein anderer Teil sich schon den wohltuenden Empfindungen der Ruhe zuwendet ... und dein Körper sich sinken lässt ... angenehm schwer und wohlig warm ...

und so kann dieser ruhige Anteil jetzt mehr Bedeutung bekommen ... und du kannst dir deine Aufmerksamkeit vorstellen ... wie einen Brennpunkt ... wie einen scharf umgrenzten Kreis ... alles, was innerhalb dieses Kreises ist ... kannst du bewusst wahrnehmen mit deinen Sinnen ... und alles, was außerhalb ist ... ist auch da ... aber du nimmst es nicht bewusst wahr ...

dein Kreis mag jetzt noch angefüllt sein ... mit Gedanken ... und dem Nachklingen von gesprochenen Worten ... und anderen Geräuschen ... und ich weiß nicht ... welchen Raum die Geräusche des Raumes einnehmen ... in deiner Aufmerksamkeit ... und wie groß der Anteil jetzt noch ist ... und wie er sich verändert ...

und wenn du dich jetzt einlässt ... auf diese Vorstellung ... deine Aufmerksamkeit sei wie ein Kreis ... und auf alles, was du bewusst wahrnimmst in diesem Kreis ... wie wäre es, wenn für einen Moment nichts in diesem Kreis wäre ...

vielleicht möchtest du dich auf dieses Nichts einmal einlassen ... jetzt oder nachher ... während deine Füße umschlossen werden ... umhüllt von warmen Socken ... kannst du diesen Kreis auf irgendeine Weise leeren ... indem du ihn ausschüttest wie eine Schüssel ... oder ihn mit einem Schwamm oder Tuch abwischst ... wie eine Schultafel ... dort bleiben auch manchmal Kreidereste ... die bleiben können ... oder auch noch abgewischt werden ... sodass der Kreis schwarz wird oder dunkelgrün oder weiß ... während die Ruhe sich in dir weiter ausbreitet ...

und dort, wo deine Hand deinen Körper berührt ... ist sie wärmer ... während die Ruhe, vielleicht unmerklich ... tiefer wird ...

und es ist nicht nötig ... dass du alles loslässt, was dich anspannt ... während deine Beine teilnahmslos daliegen ... sie können es sich gut gehen lassen für den Moment ... denn sie haben wirklich gar nichts zu tun im Moment ... sie können einfach nur bequem rumliegen ... deine Beine und Füße ... und die Wärme genießen ... in ihrem sicheren Halt auf der Unterlage ...

und vielleicht kannst du deinen Kreis der Aufmerksamkeit leeren ... indem du ihn hochkant stellst ... vielleicht auch ein bisschen schüttelst ... sodass alles hinausfällt ... denn dein Unbewusstes hört die Geräusche im Raum ... unterschiedlich laut an deinen beiden Ohren ... es ist nur ein geringer Unterschied, aber er ist da ... und manchmal kannst du ihn sogar bewusst wahrnehmen ...

deine Beine genießen es ... einfach nur daliegen zu können für den Moment ... angenehm schwer und frei von allen Pflichten für den Augenblick ... dein Unbewusstes lässt wohlige Wärme durch sie hindurchströmen ...

vielleicht führt das Unbewusste dabei gewisse Reparaturen aus ... aber das alles braucht deine Beine nicht zu interessieren ... in gewisser Weise sind sie jetzt nur da ... um Wärme und Sauerstoff hindurchströmen zu lassen zu deinen Füßen ... deren Fußsohlen manchmal anfangen zu prickeln ... sobald die Wärme ankommt ...

eine andere Möglichkeit, den Aufmerksamkeitskreis zu leeren ... ist, einen Schwamm zu nehmen ... und darüber zu wischen ... und mit jedem Wischen wird die leere Fläche größer ... ich weiß nicht, wie sich das in dir anfühlt ... wenn für einen Moment nichts ist in deiner Aufmerksamkeit ...

es gibt viele weise Männer und Frauen, die sehen es als sehr erstrebenswert an ... den Aufmerksamkeitskreis hin und wieder für eine begrenzte Zeit zu leeren ... sie sagen, jeder einzelne Körper, jedes einzelne Unbewusste wisse selbst genug ... um das zu tun ... man müsse ihm nur die Gelegenheit geben und es immer wieder anstreben ... sodass mit der Zeit tatsächlich Momente entstehen, in denen nichts ist in der Aufmerksamkeit ... nur harmonische Stille ...

und du kannst es jetzt genießen ... an irgendeinem Punkt des Weges dorthin zu sein ... um nachher, wenn du wieder ganz wach bist, festzustellen, dass du bestimmte Dinge in deiner Aufmerksamkeit größer werden lassen kannst ... oder kleiner ... bestimmte Dinge so deutlich und klar wie vielleicht nie zuvor wahrnimmst ... jetzt aber dich einfach nur treiben lässt ... vielleicht noch etwas tiefer hinein in deine Ruhe ...

bis du in ein oder zwei Minuten Lust verspürst ... wieder hierher zurückzukehren ... mit deiner Aufmerksamkeit ... in diesen Raum und in diese Zeit ...

und so mit jedem Einatmen frischer wirst und wacher ... und dich gut fühlst wie nach jeder gründlichen Erholung ...

Wassertropfen im See

Die ständige Veränderung in der Natur wird am Beispiel eines Sees als Bild angeboten. Diese Metapher erleichtert es, auch die Veränderungen in der eigenen Welt leichter anzunehmen und dadurch Spannungen loszulassen und mehr Vertrauen in die eigene Zukunft zu gewinnen. Es gibt einen natürlichen Lauf der Dinge, dem man vertrauen kann.

... und während du hier liegst ... angenehm schwer und wohlig warm deinen Körper spürst ... kannst du vor deinem inneren Auge einen See entstehen lassen ... vielleicht aus deiner Erinnerung oder aus einem Traum ... einen kleinen See mit spiegelglattem Wasser entstehen lassen ...

einen See, in den ein Wassertropfen fällt ... und der Tropfen, wie er hineinfällt, lässt kleine Wellen entstehen ... die sich ausbreiten ... gleichmäßig in alle Richtungen ... vollständig gleichmäßig für dein Auge ...

während der Tropfen hineinfällt ... im Moment des Aufpralls ... verformt er das Wasser durch sein Gewicht ...

und löst dabei diese gleichmäßigen Wellen aus ... die sich wegbewegen vom Ort des Eintauchens ...

und dort, wo der Tropfen hineingefallen ist … ist das Wasser als Erstes wieder ruhig … während die Wellen sich weiter ausbreiten … sich dabei immer weiter von ihrem Ursprung entfernen …

und mit jedem Tropfen, der hineinfällt … wird der See größer … unmerklich … man könnte es sicher nicht einmal messen … seine Zunahme durch einzelne Tropfen … und doch mit jedem Tropfen … wird er größer … und ein bisschen tiefer …

und ich weiß nicht … ob es überhaupt jemanden gibt, der weiß … woher dieses Gefühl der Ruhe kommt … das ein solcher See allen vermitteln kann … die sich die Zeit geben, sich hinzusetzen … und ihn auf sich wirken zu lassen … in seiner ewigen Stille … und so außergewöhnlich tiefen, milden Ruhe …

und mit jedem Tropfen, der hineinfällt … wird er größer … und mit jedem Tropfen … der da hineinfällt und sich verbindet … der eins wird mit dem ganzen Wasser im See … der die Wellen hervorruft … die sich gleichmäßig in alle Richtungen ausbreiten … verändert er sich … denn der Tropfen bleibt nicht an dieser einen Stelle … er verbindet sich mit dem ganzen Wasser … wird Teil davon … untrennbar … hört auf als Einzelner zu existieren … und so kann der See derselbe bleiben … und mit jedem Tropfen verändert er sich … und das Auge sieht es nicht …

und dein Körper, mehr vielleicht noch deine Seele, nimmt die Ruhe auf, die von ihm ausgeht … er vermittelt ein Gefühl von Ewigkeit … still wie er dort liegt … seit Hunderten von Jahren … ähnlich wie das Läuten von Kirchenglocken … oder die Beständigkeit von uralten Bäumen … von manchen Menschen auch …

und eine gewisse Gelassenheit … gibt dieser See … der mit jedem Tropfen tiefer wird … und anders wird … und doch gleich bleibt für das Auge … und er selbst ist vollständig gelassen …

und wenn etwas von ihm abgegeben wird … in die Luft … in die Pflanzen um ihn herum … in den frühen Morgenstunden … in der Abenddämmerung … im Herbst und Frühjahr als Nebel … im Sommer unsichtbar … im Winter gebunden als Eis … was ständig geschieht … so geht es nicht verloren … an einer anderen Stelle kommt es wieder herunter ... als Tropfen ... als Regen ... Schnee oder Hagel ... und bildet irgendwo anders eine Pfütze oder einen See ... gemeinsam mit vielen anderen Tropfen oder Schneeflocken ... oder macht einen See tiefer ... und verändert ihn damit ...

und so war jeder Wassertropfen im Laufe der Millionen Jahre ... schon verbunden mit jedem anderen Tropfen Wasser ... so könnte man sagen ... jeder Wassertropfen ist eins mit allen anderen Wassertropfen ...

auch deshalb kannst du die Ruhe genießen ... während ein Tropfen nach dem anderen fällt ... irgendwo ... und der See immer die gleiche Ruhe ausstrahlt ... weil er die Tropfen trinkt ... und sich dabei unmerklich verändert ...

und dann, nachdem du es für dich in Ordnung gebracht hast so ... nimmst du einen guten Teil mit von der tiefen Ruhe des Sees ... tief in dir ... gut platziert an der richtigen Stelle ...

und kommst damit in deiner eigenen Geschwindigkeit ... in aller Ruhe hierher zurück ... und wirst mit dem Einatmen frischer und klarer ...

Erinnerungen

In der Kindheit liegen die Ursprünge für die eigene Gegenwart und Zukunft. Gefühle, Erlebnisse und Gedanken von damals beeinflussen unser Erleben, unseren Mut und unser Hoffen in die Zukunft hinein. Zum einen kann aus positiven Erfahrungen Kraft und Lebensmut geschöpft werden, zum anderen können unbewältigte negative Erfahrungen über vorgestellte bessere Verläufe positiv beeinflusst werden.

Kinder

In dieser Geschichte wird erinnert an die Unbeschwertheit, an die Offenheit des kindlichen Daseins, wie die allermeisten Menschen sie irgendwann erlebt haben. Die Erinnerung holt dieses Erleben wenigstens teilweise in die Gegenwart und lässt dadurch das Erleben des jetzigen Alltags leichter werden.

... und während du nun also auf deine ganz eigene Weise ... deinen persönlichen Weg in jene Ruhe gehst ... die für dich im Augenblick am besten passt ...

kannst du vor deinem inneren Auge Kinder spielen sehen ... auf einem Platz ... wie es so viele gibt ... und ich weiß nicht ... welchen Ort ... welchen Platz dein Unbewusstes dir aussucht ... vielleicht ist es eine Erinnerung ... oder ein ganz eigener ... persönlicher Platz in deinem Inneren ... während du einfach nur daliegst ... angenehm schwer und wohlig warm ...

ob es nun ein schöner, sonniger Tag ist ... an dem diese Kinder sich freuen ... an ihrem Dasein ... an der Bewegung ... am Ausdruck ihrer Geschicklichkeit und Kraft freuen ... oder ob es ein windiger ... eher etwas dunkler Tag ist ... und die tiefe Beteiligung der Kinder am Leben ... die unbefangen gezeigt wird ... die Intensität ihrer Gefühle ... dort auf dem Platz, auf dem sie sich bewegen ... sie findet auch Ausdruck in den bunten Farben ihrer Kreide ... mit denen sie ihre noch kindlich unbefangenen Bilder auf den Untergrund gemalt haben ...

und so kannst du nach einiger Zeit ... wenn du vielleicht gesättigt bist von diesen Eindrücken ... deinen Blick ... deine Aufmerksamkeit ... mehr und mehr ruhen lassen ... in deiner inneren tiefen Ruhe ... es jetzt genießen ... dich zu spüren ... dich zu erholen ...

die Kinder sind inzwischen etwas müde geworden ... beschäftigen sich mit ruhigeren Spielen ... und gelangen so immer weniger in deine augenblickliche, bewusste Wahrnehmung ...

während du es weiter genießt ... einfach nur da zu sein ... und irgendwie spürst ... dass es auch auf einer wichtigen unbewussten Ebene guttut ... einfach nur da zu sein ... und sich zu spüren ...

so kannst du dich nun ... mehr oder weniger gemächlich ... wieder hierher bewegen ... ganz in deiner eigenen Geschwindigkeit ... und du bringst ein Bewusstsein von dieser tiefen Ruhe mit ... und gleichgültig ... wann du innerhalb der nächsten Minuten wieder auftauchst ... bist du spätestens beim Öffnen deiner Augen wieder ganz wach ...

Schulbank

Durch eine intensive Erinnerung an die Erlebnisse und Wahrnehmungen in der Schulzeit kann die damalige Unbeschwertheit, die Offenheit für Neues und für Veränderungen in manchen wichtigen Teilen in die Gegenwart geholt werden.

... und du kennst diese Stille seit deiner Kindheit ... wie auch den typischen Geruch eines Schulraumes ... in dem so außerordentlich viel Leben ist, wenn die Kinder drin sind ... da sind die vielen hellen Kinderstimmen ... die kleinen Füße und Hände ... die selten einmal freiwillig zur Ruhe kommen ...

und nachdem die Schule zu Ende ist ... ist die Atmosphäre des Raumes noch voll davon ...

wenn man ganz still ist und in den Raum hineinspürt ... dann glaubt man vielleicht, das junge, schnelle, leichte Leben noch zu fühlen ...

als würde sich die Luft im Raum noch bewegen ... wie die Wellen in einem See sich auch dann noch fortpflanzen, wenn der Stein schon lange versunken ist ... und nach Schulende ... im Laufe der nächsten Stunde, sinkt die Energie nach unten ... oder löst sich in der Luft auf ... der Raum wird stiller ... gibt immer mehr eine ruhige Energie ab ... so, als ob er selbst auch froh ist über die Pause ... in der er sich ausruhen kann ...

und so ist es nun auch in dem Raum um dich herum still geworden ... in deiner Vorstellung mögen wieder die vertrauten Geräusche sein ... der typische Geruch eines Schulraumes ... er ist dir gut bekannt aus deiner Schulzeit ... er entsteht auch durch das Spitzen von Bleistiften und Buntstiften ... in solch einem Raum sind so viele Stifte gespitzt worden ... im Laufe der Jahre ... von so vielen Kinderhänden ... und auch einige wenige von den Lehrern ...

und ohne es deinem Bewusstsein mitteilen zu müssen ... wird dein Unbewusstes nun diesen Besuch in deiner Vergangenheit nutzen ... um auf seine Weise etwas Wichtiges zu regeln ... was dir eine deutliche Entlastung im Alltag bringt ... es dir leichter macht ... dich mit Freude zu spüren ... auch nachdem du nachher wieder zurückgekommen bist ... und etwas faszinierend Gutes daran ist ... dass jeder aus eigener Erfahrung weiß ... dass du nicht bewusst wissen musst ... wie das geht ... ja nicht einmal wissen musst ... um was es da geht ... und es kann für dich auch faszinierend sein ... zu entdecken ... dass die Bleistifte heute noch immer so riechen wie damals ... als du in die erste Schulklasse gegangen bist ... und auch genauso schmecken, wenn man darauf kaut ... wie früher manchmal ... und wenn du dann da sitzt oder liegst ... und riechst diesen Geruch mit geschlossenen Augen ... dann ist es wie damals ... fast sofort, ohne Einleitung und ohne es groß zu wollen ... wenn du einfach nur in dich hineinhörst, was dieser Geruch in dir auslöst ...

dann kannst du sie vor dir sehen, an einem deiner ersten Schultage ... die neuen Farbstifte vor dir auf der Schulbank ... dazu die Freude an diesen Stiften, die noch alle neu und heil sind ... und du hast vor dir die Schulbank ... genau die richtige Größe für dich ... und diese Bank zeigt die Spuren von so vielen Kindern, die schon vor dir daran gesessen haben ... einen Namen hineingekratzt oder etwas aufgemalt haben ...

und neben dir saß jemand, den du zu der Zeit vielleicht noch gar nicht kanntest ... ein Kind, ungefähr so alt wie du ... und du bist vielleicht ganz ehrfürchtig gewesen und gespannt auf das, was da kommen soll ... was die Lehrerin oder der Lehrer da vorne erzählen werden ... während deine Hände auf dem Holz der Schulbank lagen ... unter dir der harte Stuhl ...

und damals konntest du dir sicher überhaupt nicht vorstellen, welche enormen Mengen an Wissen und Fertigkeiten du von nun an lernen würdest ... und doch lerntest du es ... meist ohne es bewusst zu merken ... denn die meisten Lernvorgänge organisiert unser Unbewusstes im Hintergrund, ohne unser Bewusstes damit zu behelligen ... und dann integrieren sich diese neuen Dinge und laufen zu unserem Besten ganz automatisch mit ...

und während du dich jetzt auf diesem Weg tiefer hineintragen lassen kannst ... in die Eindrücke von damals ... kannst du auch die Freude über die Unterrichtspause wieder spüren ... in der du rennen durftest und mit den anderen lachen und spielen ... und die tiefe Freude, zu leben, mit allem, was dazugehört ... lachen und schreien, schnelle Bewegungen, kurze Ruhepausen ... in denen alles für kurze Momente zur Ruhe kommt ...

während die Augen und die Ohren schon wieder auf der Suche waren nach dem, was da abging um dich herum ... und so kannst du dich jetzt ein Stück weit treiben lassen ... in den ersten Schultagen oder -wochen ... dich an die ersten Buchstaben und Zahlen erinnern ... die Schwierigkeit, schön zu schreiben am Anfang ... deine Versuche mit den Buchstaben ... sie zu erkennen, auseinanderzuhalten und dann auch noch richtig wiederzugeben auf den Linien ... manche Erinnerung davon findet sich auf der Schulbank wieder, hineingekratzt oder aufgemalt oder beides ...

die Freude, manche Kinder jeden Morgen wiederzusehen ... mit ihnen zu spielen und zu erzählen ... und in dieser Zeit war so vieles ohne Sorge ... du warst ganz offen für alles, was dich interessierte ... die Welt war so unfassbar groß ... es gab so viele Dinge zum Staunen ... so viele Wünsche und Träume ... und so kannst du dich jetzt an so ein schönes Ereignis in dieser Zeit erinnern ... an das du vielleicht schon

Jahre nicht mehr gedacht hast ... dabei den typischen Geruch riechen ... dich hineintreiben lassen so weit du willst ... in dem Bewusstsein, sicher und geborgen hier zu sein ... dich ausreichend tief hineintreiben lassen ... das Wenn und Aber solange hier zu lassen ... und mit deinem Gefühl wieder dort zu sein in der leichten Freude ... es genießen, offen und beteiligt zu sein wie damals ... für die nächsten langen Momente ... sicher und geborgen hier zu sein und auf den Teil aufpassen, der sich treiben lässt ... in die sorglose, schöne Zeit von damals ...

und damals sind Träume und Wünsche in dir entstanden ... in großer Zahl ... manche haben sich gleich erfüllt ... andere waren schnell überholt ... und wieder andere warten noch immer auf ihre Verwirklichung ... die meisten aber sind ganz schnell vergangen, weil sie irgendwie keine tiefere Bedeutung hatten ... manche haben dich jahrelang begleitet ... bis du sie irgendwann aufgegeben hast, oder sie dir doch noch erfüllt hast ... und manche dieser aufgegebenen Wünsche wären jetzt erfüllbar ... wenn du sie noch wüsstest ... über diese Wünsche und Träume gibt es einen direkten Zugang zu großer Freude und Energie ... und so kannst du dir nun ein oder zwei dieser Wünsche von damals mitnehmen ... du kannst sie einfach auf deinem Weg zurück von deiner Kindheit hierher mitnehmen ... damit sie sich jetzt erfüllen können ... und so eine freudige Verbindung schaffen zu damals ... einen Weg in dir öffnen zur unmittelbaren Freude an Neuem ... das frei ist von Bedingungen ... und ich weiß nicht, was für ein Wunsch das bei dir ist ...

und so kommst du hierher zurück ... so schnell oder langsam, wie es gut ist für dich ... und sobald du dich dann wieder hier vollständig integriert hast ... ausgefüllt mit der Freude von damals ... vielleicht auch mit diesem oder jenem Wunsch ... stellst du dich auf das Hier und Jetzt ein ... auf diesen Raum und diese Zeit ... und dein Unbewusstes integriert gerade die soeben gemachten sinnvollen Erfahrungen ... um deinen Alltag freudiger zu gestalten ...

Kinderspiel

... und während du in deinen Körper hineinspürst ... mehr oder weniger ... erlebst du vielleicht, wie Spannung sich löst ... ist irgendwo draußen wieder das Zwitschern der Vögel zu hören ...

vielleicht magst du dabei zurückgehen ... in deiner Erinnerung ... vielleicht bis in deine Kindheit ... irgendein schöner Tag deiner Kindheit ... kann dabei wieder vor deinem inneren Auge entstehen ... an dem du dabei warst ... bei den spielenden und schreienden Kindern ... dazugehörtest ... an einem solchen schönen Tag vielleicht im Frühling ... als du selbst mitgerannt bist ... mit den anderen Kindern ... über den warmen Asphalt ... durch den Staub ... über die Gräser ...

und während du dich jetzt noch tiefer lösen kannst ... spürst du vielleicht sogar die Erinnerung an die laue Luft von damals ...

hörst deine Freundinnen und Freunde rufen ... dazwischen andere Geräusche ... auch von Vögeln ... und lässt dieses intensive Gefühl ... lebendiger und wichtiger Teil des Lebens zu sein ... sich jetzt ausbreiten in dir ...

spürst wieder diese fast unermüdliche Kraft in deinen Beinen und Füßen ... bereit ... sofort hinzulaufen ... oder wegzulaufen ... und jede Faser ist bereit ... sofort zu reagieren ... kaum eine Ablenkung wird wahrgenommen ... und wenn du magst, kannst du nun noch tiefer gehen in diese Erinnerung ...

in die pure Freude am Leben ... sie mehr und mehr spüren ... alles andere kann verblassen dabei ... ob die Hose schmutzig wird ... oder das Hemd eingerissen ... wenn man an einem Dornenbusch vorbeirennt ... oder wenn man hinfällt ... ein kleiner Kratzer am Bein, an den Händen ... wird vielleicht kurz wahrgenommen ... wenn überhaupt ... und sofort vergessen ... wichtig ist dabei nur ... dabei zu sein ... sich zu freuen ... zu leben ... mit jedem Atemzug begierig das Leben in den Körper aufnehmen ...

und ich weiß nicht ... welches deine liebste Freundin ... dein liebster Freund war ... in deinem ersten Schuljahr ... und an welche deiner schönen Erinnerungen mit ihr oder mit ihm ... du dich am liebsten erinnerst ... ich weiß auch nicht ... welches Spiel du am zweitliebsten gespielt hast, damals ... und wie oft du die Glocken läuten hörtest ... in der Ferne ...

später ... als du älter wurdest ... da entdecktest du ... deinen Sinn ... dein Interesse ... an ruhigerer Betrachtung der Dinge ... da konntest du schon einmal lange Sekunden oder Minuten vor einer Blume sitzen ... alles genau anschauen ... und fühlen ... und die Weichheit des Blattes ... klang an eine Weichheit in dir an ... und diese äußere Weichheit ließ dich Weichheit in dir fühlen ... und Zärtlichkeit ...

und die Farbe ... rief wieder andere Gefühle in dir hervor ... so, wie ein alter Baum ... Ruhe ausstrahlt ... tiefe Ruhe ... und Geborgenheit ...

das Gefühl ... sich an ihn lehnen zu können ... an diesen Baum ... an seine sonnenwarme Rinde ... den Duft zu riechen ... den er ausströmt ... zu spüren ... wie Ruhe und Kraft von ihm übergeht ... zu dir ... deine Augen schließen können ... und dich für einige Zeit ausreichend tief fallen lassen können ... um viel Energie aufzunehmen dabei ... selbstverständlich ... natürlich unbemerkt ... zunächst jedenfalls ...

und vor diesem Baum die Erde ... der Sand ... das Gras ... der Sand staubt, wenn die Kinderfüße hindurchlaufen ... kleine Füße hinterlassen Abdrücke ... Bremsspuren ...

und der Baum wuchs mit ... während du älter wurdest ... zehn Jahre ... zwanzig ... und mehr Jahre ... und doch war es lange kaum sichtbar ... der Sand änderte sich gar nicht merklich ... früher war er den Augen und den Händen näher, die gern nach ihm griffen ...

der Baum strahlt noch immer diese Ruhe aus ... die er dir damals geschenkt hat ... die du noch immer spürst ... irgendwie ... irgendwo ... tief in dir ...

und nun bringst du davon mit, aus dieser tiefen Ruhe ... so viel du magst ... und löst dich jetzt wieder ... von diesen Bildern und Erinnerungen ...

sammelst dich jetzt ... und öffnest dann ... nachdem es nun richtig ist für dich ... deine Augen, um wieder ganz wach und frisch hier zu sein ...

Teil 3: Eigene Kräfte entdecken und entfalten

Bewusst und unbewusst

Wir haben in unserem Unbewussten viele Möglichkeiten, Energie zu konzentrieren und kreativ einzusetzen. Vieles davon nutzen wir selten oder gar nicht. Eine etwas andere Art, uns diesen Potenzialen zu öffnen, stellt die folgende Geschichte dar. Sie ist als sogenannte »Einstreutechnik« aufgebaut. Das bedeutet, dass vordergründig (für das Bewusste) etwas über eine Wiese erzählt wird. Gleichzeitig werden (an das Unbewusste gerichtete) Anweisungen eingestreut, Spannungen loszulassen und sich den gesunden Möglichkeiten des Unbewussten zu öffnen. Die fett gedruckten Wörter beinhalten die an das Unbewusste gerichteten Anregungen. Sie können beim Vorlesen hervorgehoben werden, indem z. B. beim Sprechen der Kopf in eine andere Richtung gedreht wird. Das Unbewusste nimmt auch subtilste Veränderungen in der Sprechweise auf und fügt die Wörter zu einem (für das Bewusste nicht unbedingt) sinnvollen Ganzen zusammen.

Wiese (I)

... und während du hier und da in den Muskeln und in den inneren Einstellungen locker werden kannst, möchte ich dir anhand eines Vergleichs etwas über dein Bewusstsein und dein Unbewusstes erzählen. Stelle dir dazu einmal vor deinem inneren Auge eine bunte Blumenwiese vor ...

allein schon in ihrer Existenz liegt eine **tragende Ruhe** ... wie du sie auch empfinden kannst, wenn du **auf die Weiten eines Meeres blickst** ... oder wie du es **spüren kannst**, wenn du dich **auf deine eigenen Reserven besinnst** ... die die Grundlage für deine **eigene Reichhaltigkeit** und auch für **noch unbekannte, in dir verwurzelte Möglichkeiten** sind ... während du dich nun **auf das Erleben** dieser Wiese **tiefer einlässt** ... kannst du eine schier unendliche Vielfalt von Pflanzen erkennen ... da sind viele Farben, alle vorstellbaren und selbst unvorstellbare Grüntöne ... neben und zwischen bunten Blumen ... vielleicht erst jetzt plötzlich wahrnehmbare, aber **schon immer vorhandene Möglichkeiten, Freude zu erleben** ... einfach durch ein **Einfließenlassen des natürlichen Werdens** und Vergehens einer solchen

Landschaft ... **in die eigenen Verarbeitungsweisen** ... du kannst viele verschiedene Blumen mit einer unerwartet großen Zahl von Farben sehen ... es sind Farbtöne, die die eigenen Stimmungen vollständig und sehr einfühlsam wiedergeben können ... manche **wirken belebend auf die unbewussten Fähigkeiten, Freude aufkommen zu lassen ...**

andere zeigen vielleicht eher Gefühle von Trauer ... **alles** in dieser Wiese hat seinen Sinn ... selbst der Verfall **dient dem Leben** ... das zerfallene Blatt nährt **auf oft unbekannten und unergründlichen Wegen** eine **neu entstehende** Pflanze mit **gesunden Strukturen** ... diese **Prozesse** müssen **gelöst und frei wirken dürfen** ... wie eine Wiese, die sich **ohne Bindung** im Wind **wiegt** ... dabei **spielt** der Wind mit Pflanzen, **streicht zärtlich über sie** ... manchmal entsteht sogar der Eindruck, sie würden sich **miteinander verständigen** ... auf eine **sanfte und geheimnisvolle Weise** ... die wir nicht bewusst **verstehen können** ...

diese Wiese mag nun irgendwie deinem Unbewussten entsprechen: ein unendliches Zusammenspiel einzelner Teile, das meiste unbekannt – auch **unnötig, bewusst zu kennen** ... nur wenn du diese Wiese **leben lässt**, wie es ihrer Bestimmung entspricht ... kann sie **gedeihen** und sich in ihrer **Reichhaltigkeit anpassen** ... an die **Entwicklungen** und Anforderungen, die auf sie zukommen ... jede Form der Einengung aber führt zu einem Verlust der **Fähigkeiten, vorhandene Reserven den Erfordernissen entsprechend einzusetzen** ...

manchmal mögen Zwänge **sinnvoll** sein, häufiger stören sie **Prozesse**, verkrampfen, behindern die **eigenen Möglichkeiten** und können zu Einseitigkeit, Trauer und Starre führen ... über ein **freies Fließenlassen**, ein **Lösen, Freigeben-Können, Empfindungen strömen lassen**, können die bunten Farben **in ihrer ganzen Intensität und Pracht wahrgenommen** werden ... können Blüten sich öffnen, **wie ein Körper, der sich** in der Wärme **wohlfühlt** und ausbreitet ...

das Bewusste nun hat seinen Sinn auch in der Ordnung und in der **Orientierung auf** unter Umständen **neue Ziele** ... das Bewusstsein sollte sich auf die eigenen Aufgaben beschränken dürfen und **das Unbewusste** in dessen Bereich **gedeihen und sich entwickeln lassen** ... das Bewusste mag sich beschäftigen mit der Erkennung, Kategorisierung, Benennung und Umbenennung, Zusammenfassung der lateinischen und griechischen Namengebung für die verschiedenen Pflanzen auf der Wiese, der Aufgliederung in Arten und Unterarten, der Auflistung nützlicher und schädigender Wirkungen und dem un**fruchtbaren** Versuch, sich dies alles bewusst zu merken, während das Unbewusste seine **Wahrnehmungskanäle weit öffnen** kann, **befreit** und **gelöst**, sodass die **Weisheit des Lebens** auf eine dem Bewussten unbekannte und oft unzugängliche Weise einströmen kann und die **eigene Persönlichkeit** so **bereichert** ... sie kann **häufiger verfügbar** sein ... und **kann genutzt werden ... um sich fallen und treiben zu lassen ... im tiefen Vertrauen auf die eigenen unbewussten Fähigkeiten** ... ein **Gefühl des Akzeptierens** ... vielleicht sogar **des Mögens** kann **entstehen** ... und irgendwann sogar **mehr und mehr** zugelassen werden ...

das **Zusammenspiel** von Bewusstem und Unbewusstem **führt zu idealer Verfügbarkeit** von beidem ... und zur optimalen Integration der unterschiedlichen Stärken in das gemeinsame Ziel ... der bunten Wiese mit all dem **Wissen**, das ihr **innewohnt** ... wie das Leben erhalten und erneuert werden kann ... mit ihrem Wissen, wie mit Problemen umgegangen werden kann ... vielleicht **auf bisher unbekannten Wegen** ... und die Aufgaben des Bewussten, wie beispielsweise zu ordnen und der Vermittler zu sein zwischen Verstand und Wiese ...

und so kommst du nun so schnell oder langsam, wie es gut ist für dich jetzt ... in deiner eigenen Geschwindigkeit ausgeruht und erfrischt hierher zurück ... so schnell oder langsam, wie es gut ist für dich ... mit dem Gefühl tiefen Vertrauens in die eigenen unbewussten und bewussten Fähigkeiten ... und du kannst dir mit dem Zurückkommen in den nächsten ein bis zwei Minuten alle Zeit lassen, die du brauchst ... und wirst mit dem Öffnen deiner Augen vollständig wach ...

Wiese (II)

... und **du kannst** einmal in deiner Vorstellung die **eigene Welt** einer Wiese **in aller Ruhe im Einzelnen betrachten** ... da gibt es die **vielen verschiedenen** Pflanzen, die du wegen ihrer Unscheinbarkeit bisher nicht beachtet hast ... und gerade **sie können für dich das Tor zu einer neuen Welt sein ... wenn du bereit bist** ... deinen Vorurteilen und Vorlieben weniger Bedeutung beizumessen ... und diese Teile auf deine Wahrnehmung wirken lässt ... als wären sie dir in allen Teilen unbekannt ...

dazwischen gedeihen viele verschiedene Blumen ... mit ihren unterschiedlichen Blüten und **Gestalten ... und jede** noch so seltsame oder unscheinbare Form oder Farbe dient dem Wohl des ganzen Wesens ... viele Begehrte und Beliebte sind unter diesen Blumen ... sie **können Heiterkeit und Liebe wecken** ... und ziehen unsere **Blicke** und **Wünsche** an ... sie **gehören zu unserer Welt** ... so, wie wir sie gerne sehen ...

andere mögen wir von vorneherein weniger oder gar nicht ... oft ohne einen Grund für diese Ablehnung finden zu können ... **so, wie wir bestimmte Gefühle oder Stimmungen in unserem Erleben** nicht zulassen möchten ... auch das gehört zu unserer Welt ... wie wir sie gerne sehen ... und du kannst vielleicht einmal **in Betracht ziehen** ... solch eine gering geschätzte, vielleicht dunkle oder unscheinbare Blüte **in dein eigenes inneres Wertgefüge einfließen zu lassen** ... beispielsweise ein dunkles Violett oder ein sehr intensives Rot ... unter Umständen auch ein bisher als kitschig abgeurteiltes Gelb oder Blau ... oder irgendeine andere Blütenfarbe, der du dich bisher **nicht mit innerer Bereitschaft zugewandt** hast ... **wenn du dich** für einen Moment **öffnest ... weit genug** ...

um die Wirkung, die Ausstrahlung einer solchen Blüte ... einmal mit allem nötigen Misstrauen und Vertrauen in dich aufzunehmen und Gefühle in dir wecken und strömen lassen ... dich dabei ganz der Weisheit deines Unbewussten hingebend ... das sehr gut weiß ... wie es solche Erfahrungen in das Bestehende eingliedern muss ... um die eigenen Möglichkeiten zu erweitern ... während du einfach nur daliegst ... angenehm schwer oder leicht und wohlig warm ... überraschend angenehm können die Erfahrungen sein ...

der feine, zarte Blütenstaub ... der sich tragen lässt ... in einem Spiel mit dem Wind ... die feinwandigen, empfindlichen Blütenblätter, die eine bestaunenswerte Pracht entfalten ... damit mächtiger auf unser Empfinden einwirken, als manch kräftiger Stein es kann ... welche Macht liegt verborgen in solcher Zerbrechlichkeit ... sie kann Stärke, Empfindungen in uns wecken, verändern oder sogar neu zusammenfügen ... Empfindungen, an deren Existenz wir zuvor vielleicht nicht geglaubt hätten ...

vielleicht wirst du **überrascht von der Erkenntnis** ... dass diese Blüte überaus wertvolle Bestandteile hat ... wert, **sie tiefer wirken zu lassen ...**

vielleicht **ähnelt** diese bisher gemiedene Pflanze gar **einem Gefühl oder Erlebnis in deinem Inneren** ... das du bisher nicht wahrhaben mochtest ... das du aus irgendeinem wichtigen oder unwichtigen Grund ... nicht **als Teil deines Selbst akzeptieren** konntest ... nun kann dieses Erlebnis **dich ermutigen ... gerade einmal jene Mitglieder** der Pflanzenwelt **aufzusuchen ... und auf dich wirken zu lassen ...** deren Existenz oder Bedeutung du bisher lieber vor deinem Bewusstsein verleugnet hast ...

und die Integration lässt die Wiese anders und reicher werden ... zuerst vielleicht unmerklich ... sich verändern auf seltsame und doch natürliche und willkommene Weise ... neue Sichtweisen werden sich dadurch eröffnen ... vielleicht auch größere Aufmerksamkeit ... beim Umgang mit der Wiese ...

und so sammelst du dich jetzt ... lässt die Dinge sich in dir ordnen ... auf eine gute Art ... und kommst so schnell oder langsam, wie es gut für dich ist ... hierher zurück ... in diese Realität ...

Sich spüren

Wir spüren uns viel zu selten bewusst und nutzen deshalb zu wenig den Genuss, in Ruhe bei uns zu sein. Unsere Sozialisation lehrte die meisten von uns, unseren Körper und seine Fähigkeiten lediglich zu benutzen, und achten wenig darauf, ihn rücksichtsvoll zu behandeln.

In den folgenden Geschichten liegt ein Schwerpunkt auf der liebevollen Wahrnehmung des Körpers und seiner Empfindungen. Die Bewertungen, die wir von anderen übernommen haben, sollten losgelassen werden.

Grenzen

In der folgenden Geschichte wird der Leser darin unterstützt, seine eigenen Grenzen zu spüren und sie selbst zu definieren. Niemand anderer als jedes Individuum selbst hat das Recht, diese Grenzen zu überschreiten. Durch die Stärkung dieser Überzeugung schon in der frühen Kindheit wird jeglichem Missbrauch vorgebeugt.

... und schon ganz kleine Kinder beginnen im Alter von etwa zwei Jahren, deutliche Grenzen zu ziehen ... beim Spielen kannst du sie beobachten ... sie sagen »Das ist mein Spielzeug!« ... oder sie ziehen eine Linie um sich ... setzen sich mitten hinein, fühlen sich wohl ... und schreien, wenn jemand ohne ihre Erlaubnis die Grenzen überschreitet ...

und du kannst dich jetzt zurücktreiben lassen, wenn du magst ... in die Zeit, in der du ungefähr zwei Jahre alt bist ... einerseits liegst du also hier ... ganz gelassen, spürst die weiche Unterlage unter dir ... und lässt dich tiefer hineinsinken ...

andererseits dort im Raum in dir ... im weichen Sessel in Sicherheit und Geborgenheit ... und als du so ungefähr zwei Jahre alt warst ... hast auch du begonnen, dich abzugrenzen ... und dich gleichzeitig zu spüren als jemand mit einem eigenen, unabhängigen Willen ... und ich möchte, dass du in der Freiheit dieser Gelegenheit ... also jetzt im

Moment die Erfahrungen von damals vervollständigst ... ganz dein eigener Regisseur ... baust du um dich herum einen Sicherheitsbereich ... in der Vorstellung ... vielleicht mit Bausteinen oder am Strand mit Sand ... eben so, wie es gut ist für dich ...

und es ist dein Bereich, alles, was innen ist, bist du ... und niemand darf hinein, wenn du es nicht möchtest ... und du kannst ganz deutlich spüren, dass du jetzt die Macht hast, jeden, der unerwünscht ist, abzulehnen ... und du kannst einladen, wen du bei dir haben möchtest ... in deinen Bereich ... und du kannst auffordern zu gehen, wer dir nicht passt ... und ich möchte, dass du dieses Gefühl in dir jetzt wieder entdeckst, wie es ist, wenn du deine Grenzen nach außen durchgesetzt hast ... nachdem du dafür gesorgt hast, dass sie respektiert werden ... wie es sich anfühlt, wenn andere gehen, weil du es möchtest ... dieses beruhigende Gefühl ... selbst bestimmen zu können ... wer dir wann auf welche Weise nahe kommen darf ...

und dieses gute Gefühl breitet sich in dir aus ... darf richtig groß werden ... die Sicherheit, dass du und nur du ... über dich bestimmen darfst ...

die Tiere haben auch ihre Grenzen ... solange diese Grenzen respektiert werden, ist Frieden ... Reviere nennt man das ... innerhalb dieser Grenzen gibt es Geborgenheit und Ruhe ...

manchmal ist es notwendig, sich den eigenen Grenzen zu nähern ... oder sie sogar zu überschreiten ... um die eigene Entwicklung zu fördern ... und die eigene Kreativität zu entdecken ...

und die Tür zum eigenen Zimmer hinter sich schließen zu können, wenn du das willst ... und das Gefühl, die Kraft zu haben, die eigenen Grenzen verteidigen zu können, wenn du das willst ...

und respektiert zu werden ... lässt Respekt auch für andere entstehen ... da, wo dein Körper endet ... da ist deine körperliche Grenze ... und da, wo dein Körper anfängt, da darfst nur du bestimmen ... und da hast du die Pflicht, dir selbst gegenüber dieses Hoheitsrecht auszuüben und zu verantworten ... und in der Geborgenheit des Bewusstseins, diese Grenzen zu haben ... kannst du dich jetzt tief sinken lassen ... irgendwo in die Mitte dieses inneren Bereichs in dich selbst hinein ...

deine eigene Festigkeit an deinen Grenzen ... und deine Weichheit und Flexibilität im Schutz dieser Festigkeit spüren und genießen ... so, wie dein Körper sich sinken lassen kann in seiner ganzen Schwere ... in die weiche Unterlage ... weil die sichere Festigkeit des Bodens ihn trägt ... so, wie dein Unbewusstes kreativ sein kann im Moment ... in manchen Bereichen etwas mehr ... denn oft nehmen wir viel zu wichtig, was andere von uns wollen ... und vernachlässigen darauf zu achten, was wir wollen ... und so kannst du dir auch in Zukunft häufiger mal die Freiheit nehmen ... deine Grenzen bewusst zu erspüren ... zu verändern, mal ausweiten, mal reduzieren ... flexibel zu verändern, so, wie du es gerade brauchst ...

und dort, wo dein Körper anfängt, ist dein Hoheitsgebiet über das nur du bestimmen kannst ... also kannst du damit fortfahren und dir auf unbewusster Ebene alle Zeit nehmen, die du brauchst ... um deine Grenzen zu stabilisieren, zu untermauern ... vielleicht auch zu flexibilisieren an anderen Stellen ... während dein Körper hier liegt und du dich wohlfühlst ... in deiner eigenen Schwere und wohligen Wärme ...

und so sammelst du auf unbewusster Ebene Kraft und Energie ... um für das, was du heute noch vor dir hast, frisch und lebendig zu sein ... um es genießen zu können, dabei deine eigene Vollständigkeit innerhalb deiner Grenzen zu erleben ... und kehrst nun in deiner eigenen Geschwindigkeit ... behutsam und vollständig hierher zurück ...

Wertfrei

Indem wir uns abwerten und uns überfordern, indem wir nicht wahrnehmen, wo unsere Begabungen und unsere Grenzen liegen, verschütten wir unsere kreativen Möglichkeiten und wir werden traurig. Es ist wichtig, die eigenen Ansprüche zu kennen, sie zu hinterfragen und flexibel an unsere sich verändernde Leistungsfähigkeit anzupassen. Das schützt uns vor Überforderung und Schaden. Dazu muss das innere Gespür für uns selbst aber zuerst wieder entdeckt und zugelassen werden.

... und es ist ein umfassend schönes, zeitloses Gefühl ... sich verstanden und angenommen zu wissen ... ein Gefühl der Geborgenheit entwickelt sich daraus ... weil es so völlig gleichgültig ist ... was man denkt und fühlt ... weil einfach alles akzeptiert wird ... weil du dann

Freude empfindest darüber ... dass dir jemand zuhört ... dich dabei vielleicht freundlich und interessiert anlächelt ... und so kannst du dein Gefühl der Geborgenheit jetzt in dir entstehen lassen ... anfangs ist es vielleicht noch klein ... kaum spürbar ... und es breitet sich jetzt zunehmend in dir aus ...

und so kann das, was du zu deinem Gegenüber sagst ... wie ein warmer Tanz der Worte sein ... der wiederum Freude in dir auslöst ... Freude am Leben ... um dann vielleicht zu entdecken ... dass es genauso schön ist ... nichts zu sagen ... einfach nur da zu sein ... zu leben ... Teil der Natur zu sein ... die dich umgibt ...

so, wie du dich freust ... wenn du ein geliebtes Kind siehst ... gleichgültig, ob es in der Schule eine Zwei oder eine Fünf in Mathematik bekommen hat ... du liebst es trotzdem ...

so, wie es sein kann ... wenn du über eine Wiese gehst ... das Gras an den Fingerspitzen spüren ... und sich freuen ... dass es da ist ... das Gras und dein Gefühl in den Fingern ... die Freude über die Farben der Blumen ... dabei ist es nicht so wichtig ... ob eine Blume Abitur hat ... oder welche nur einen Hauptschulabschluss ... oder ob der gelbe Schmetterling bessere Manieren hat als der rote mit den schwarzen Punkten ... deshalb kannst du solche Werte für den Moment einmal beiseitelegen ... wie auch die Vorstellungen ... wie du eigentlich sein müsstest ... damit du dich jetzt freuen dürftest ... vielleicht gelingt es dir einen Moment lang ... für ein paar Sekunden, die doch sehr lang sein können ... dich daran zu erfreuen ... dass du jetzt hier bist ... in deiner eigenen Schwere und Wärme ... und niemand will jetzt im Moment irgendetwas von dir ... du kannst es dir einfach nur gut gehen lassen ... hier und jetzt ... angenehm schwer und wohlig warm ... tief geborgen in dir selbst ...

und aus diesem Gefühl kannst du freudiges Interesse für den Rest des Tages mitbringen ... ein freudiges Interesse ... das dir den nötigen Abstand gibt ... um ruhig bei den Dingen und Menschen zu sein ... frei von dem Druck ... irgendwie sein zu müssen ... für irgendjemanden ...

und du nimmst dann diese ausgeglichene Gelassenheit ... auch mit in den Schlaf heute Abend ... in deine Träume ... um dadurch neue

Kräfte in dir zu entdecken und zu entwickeln ... vorher sammelst du dich jetzt aber wieder ... in deiner eigenen Geschwindigkeit ... und kehrst hierher zurück ... wach ... frisch ... und auf die optimale Weise in dir selbst integriert ...

Innere Sonne

Wir haben in uns etwas Zartes und doch sehr Kräftiges, das uns mag, uns wärmt und uns schützt. Wenn wir es uns erlauben, uns ihm zuzuwenden, tut uns das gut.

... und du kennst das Gefühl, wenn zu viele Dinge zugleich von dir verlangt werden ... irgendwann kommst du an einen Punkt ... da kannst du dann kaum noch etwas in Ruhe anfangen oder zu Ende bringen ... und bist dennoch schnell erschöpft ... und so kannst du dir jetzt im Moment erlauben ... einmal all diese Dinge – oder doch so manche – loszulassen ... und so in einen Bewusstseinszustand zu kommen ... in dem die Energie sich in dir sammelt ...

und mit diesem Bewusstseinszustand ist Ruhe verbunden ... Ruhe und innere Stärke ... sodass deine Muskeln loslassen können ... deine Glieder tiefer sinken ... und diese wohlbekannte Wärme sich ausbreitet ...

und so möchte ich, dass du jetzt ... während die Ruhe in dir tiefer wird ... während die Geräusche ihre Melodien an deine Ohren tragen lassen ... während deine Kleidung sich bei jedem Atemzug mitbewegt ... du die Dinge mehr und mehr loslässt für den Moment ... damit deine Energien sich sammeln und konzentrieren können ... zu einer kleinen, warmen Sonne ... vielleicht in deinem Bauch oder in der Brust ... und diese Sonne ist rund, gelborange ... sie fühlt sich freudig an und warm ... und mit jeder Sorge, mit jedem Bedenken, das du loslässt, ernährst du deine innere Sonne ... dann wird diese Sonne größer und wärmer ... sie freut sich, dass sie bei dir sein kann ...

irgendwo sind auch in dir irgendwelche Ängste, denn wir alle schleppen Ängste mit uns herum ... wir lernen das sehr früh, schon in der Kindheit, schon als Säugling ... so manche Ängste brauchen wir, sie schützen uns ... denn als Kind hast du gelernt, vielem auszuweichen, das dir Angst gemacht hat, um dich zu schützen ... und du hast auch gelernt, dass du manchen Ängsten gegenübertreten musst ... dass du sie nur loswirst, indem du sie anschaust ... und das genügt oft auch schon ... und so kannst du das jetzt einmal probehalber tun ... während dein Körper angenehm schwer und wohlig warm ist in der Ruhe ...

und deine eigene innere Kraft, diese Sonne in dir ... lächelt dir ermutigend zu ... sie pulsiert ruhig dabei ... in ihrem hellen, warmen Licht ... und du kannst dich der einen oder der anderen Angst zuwenden ... und sie anschauen ... dir ihr Gesicht ansehen ... aus der sicheren Position deiner Ruhe heraus ... dann, wenn du dazu bereit bist, jetzt ...

und jedes Mal, wenn du einer Angst ins Gesicht schaust ... wächst die Sonne in dir ... ihr Lächeln wird breiter ... ihre Wärme breitet sich aus ... legt sich wie eine ganz leichte warme Decke über die Schmerzen, die mit Angst einhergehen ... und deine Angst wird jetzt kleiner ... fängt vielleicht sogar schon an, von dir abzufallen ... und du spürst im Niedersinken deines Körpers in seine Schwere, dass du nun wieder etwas leichter geworden bist ... und so kannst du das vielleicht auf einer unbewussten Ebene jetzt einmal durchprobieren ... in diesem Moment ... so weit, wie du jetzt bereit bist dazu ... mit dieser oder jener Angst ... immer nur so weit, wie es für dich gut ist ...

und es kann anstrengend sein ... wenn es dir zu anstrengend ist, gib dir die Erlaubnis, wieder damit aufzuhören ... geh' auf eine Wiese ... spüre die Lebendigkeit der Pflanzen ... das Öffnen von Knospen ... vielleicht sind da weiche Weidekätzchen irgendwo ... und genieße es, bei dir zu sein ... für nichts anderes Energie aufwenden zu müssen, als für dich und dein Wohlergehen ... mit jedem Blütenblatt, dessen Samtweiche du an deiner Haut spürst ...

und wenn du das Gewicht deiner Haare spürst, während sie wieder herunterfallen ... nachdem der Wind sie im Spiel hochgehoben und wieder losgelassen hat ... dann bist du bei dir ... und die Weichheit eines Weidenkätzchens spürst du wie etwas Weiches in dir ... das es auch in dir gibt ... etwas Weiches, Zartes, Liebenswertes in dir ... und indem du dich dir selbst zuwendest ... wächst dieser Energieball in dir, die warme Sonne ...

und indem du deine Ängste anschaust, eine nach der anderen ... es müssen nicht alle sein ... spürst du deine eigene Kraft ... und die Sorgen können von dir abfallen, für diesen Moment ... und du kannst dich bewusst dafür entscheiden, in Zukunft dafür Sorge zu tragen ... dass du deine Energien bewusster einsetzt ... und dich dabei leiten lässt von deiner inneren Weisheit ... die dich seit deiner Kindheit wachsen lässt ... die dich geschützt hat, wenn du auch nur ein wenig auf sie gehört hast ... und dir noch immer Lösungsmöglichkeiten eingibt, wenn du danach fragst ... und so wird die Sonne in dir größer und wärmer werden ... ihr Lächeln breitet sich aus ... wärmt gütig deine Seele ... und erfüllt deinen Körper pulsierend mit Offenheit und Wärme ...

deine Ängste werden dabei immer kleiner und unwichtiger ... wie Sterne, die in der Morgendämmerung zu verblassen beginnen ... immer mehr überstrahlt werden vom Licht der Sonne ... mehr und mehr verblassen ... und schließlich im Licht verschwinden ... und so sollst du diesen Prozess genießen ...

und ihn später zu einem günstigen Zeitpunkt fortsetzen ... dich nun aber wieder sammeln ... in deiner eigenen Geschwindigkeit ... und hierher zurückkehren ... und wieder ganz wach werden, so schnell oder langsam, wie es für dich gut ist jetzt ...

Kirchen

Kirchen und bestimmte andere Orte strahlen oft eine sehr angenehme und heilsame Ruhe aus, die es uns erleichtert, zu träumen und auf diesem Weg zu uns zu finden. Jeder kennt diese Erfahrung. Die Erinnerung daran hat eine ähnliche Wirkung wie die Erfahrung selbst.

... und während du einfach nur hier liegst, angenehm schwer und wohlig warm ... kannst du dir ein Kirchengewölbe vorstellen ... mithilfe deiner Fantasie und der Erinnerung ... und den Widerhall von Stimmen darin ... wie er in einem Gewölbe eben zu hören ist ... zum Beispiel in einer Kirche ... und jeder von uns war in seiner Vergangenheit schon häufig in Kirchen ... denn fast überall auf der Welt gibt es diese Gebäude der Stille ... und so kannst du, wenn du es willst, zurückgehen in deiner Erinnerung ... und Bilder von Kirchen entstehen lassen vor deinem inneren Auge ... vielleicht eine Kirche in deinem

Heimatort ... oder woanders ... vielleicht eine, die du jetzt vor Kurzem gesehen hast ... und du kannst dir in aller Ruhe ... eine aussuchen ... die dir besonders gut gefällt ...

in solchen Kirchen können leise Geräusche seltsam deutlich werden ... über eine weite Entfernung zum Ohr getragen werden ... irgendwie ... durch die hohen Räume ... zu den Wänden und Decken ... und von dort wieder weg ... zum hörenden Ohr ... und so hallt in einem solchen Raum der Schritt ... Stimmen bekommen mehr Fülle ... und der Gesang eines Chores kann sich fantastisch schön anhören ... kann etwas Überirdisches bekommen ... wie auch der Klang einer Orgel ... deine Seele emporheben kann ... sie befreien kann ... wenigstens für einen Moment ... aus den wichtigen Grenzen des Verstandes ...

und so kannst du dich jetzt noch ein Stück tiefer hineinsinken lassen in diese Betrachtung ... kannst dabei die Stille genießen ... die an solchen Orten meistens da ist ... neben der Abwesenheit von Geräuschen ... denn selten gibt es etwas von außen zu hören in Kirchen ... meistens schirmen sie hervorragend die Geräusche von außen ab ... durch ihre dicken, schützenden Mauern ... und im Inneren ... gibt es wenige zufällige Geräusche ... meistens eine tiefe Ruhe ... und daneben und drumherum eine weite, wohltuende und die Kreativität nährende Stille ...

vielleicht murmelt irgendwo ein anderer Besucher oder ein Pfarrer ein Gebet ... eine Bitte an Gott ... vielleicht flüstert an einer anderen Stelle eine Mutter mit ihrem Kind oder umgekehrt ... auch ohne dass es uns ausdrücklich gesagt werden muss ... haben wir in diesem Raum einen gewissen Respekt ... vor der Stille ...

und wenn du dich hineinsinken lässt ... in diese Atmosphäre der Ruhe und Stille ... dann wird allmählich auch deine Unruhe in der Weite dieser Stille verklingen ... sie wird aufgenommen ... so, wie die dicken Mauern ... die Geräusche von außen verschlucken ... und indem Ruhe und Stille sich jetzt in dir ausbreiten können ... wird der Alltag nebensächlich ... mehr und mehr ... du spürst die friedliche Wirkung dieser Ruhe ... wirst irgendwie ein Teil der unvorstellbar langen Zeit ... die diese Kirchen schon an diesem Platz stehen ... und oft verschwindet in solchen Räumen ... in dieser inneren Stille ... eine Sorge, ein Schmerz, ein Gebrechen ...

das nennt man dann ein Wunder ... wir wissen ... viele kleine und große Wunder werden niemals von anderen bemerkt ... dabei müssen es gar keine Kirchen sein ... eine ähnliche Nähe zur Ewigkeit ... zu unserem Ursprung und letztendlichen Ziel ... kann man in Höhlen oder in manchen anderen alten Gemäuern spüren ... so, als hätten sie Ruhe und Frieden in sich gespeichert ... keine Unruhe hat so ein langes Leben, dass sie hier überdauern könnte ...

da ist auch so etwas wie Weisheit verdichtet ... die etwas Verwandtes in uns anspricht ... was dann voll in uns wirken kann ... wenn wir ruhig werden ... Weisheit und vordergründig unbekannte Wege zu wichtigen Veränderungen ... wenn man sich einlässt ... auf die Stille ... verlieren sie für diesen Moment sogar das Geheimnisvolle ... der Blick wird ruhig und klar ... und du darfst es auch gleich wieder vergessen ...

und der Raum in uns entsteht ... indem wir uns öffnen durch die Ruhe ... und diesen sanften, heilenden Stimmungen lauschen ... sie hereinlassen ... liebevoll aufnehmen ... die meist nur zu hören sind, wenn wir leise und gelöst sind ... und du kannst es richtiggehend lernen, das Zulassen ... das nötige Wissen dazu hast du in dir ... diese Stille sich ausbreiten zu lassen ... und zu hören und zu warten ... auf das, was da aus dir zu deinem Bewusstsein kommt ...

du kannst lernen, Fragen zu stellen, innerlich und leise ... und du wirst Antworten erhalten ... manchmal noch leiser ... anfangs vielleicht sogar unverständlich ... das ändert sich ... wenn du geduldig fragst und geduldig lauschst ...

und so kannst du dich in diesen Zustand hineinversenken ... auch nachts ... in der Geborgenheit und Stille des Schlafes ... dich ein Stück hineintreiben lassen ... so weit, wie es für dich im Moment angenehm und gut ist ... kannst dich dabei deinem inneren Führer überlassen ... und bald auf dieser oder jener Ebene feststellen, wie erholsam dieser Zustand ist ...

und in dieser Ruhe werden auch nicht gestellte Fragen beantwortet, manches gelöst, verarbeitet ... was dann später auf seine Weise Früchte trägt ... und dir guttut ...

wenn du wieder hinaustrittst, hinausgehst ... als Ausklang und vorläufigem Abschied ... zunächst noch einmal wach die Ruhe in dem Raum aufnimmst ... und dann zurückkommst in das, was wir Wirklichkeit oder Alltag nennen ... um vielleicht überraschend schnell zunehmend klarer darin zu leben ... sich auf die für dich gute Weise darauf einstellst ... vielleicht durch die Kirchentür hinaustrittst ... in die Helligkeit ... und den Abstand spürst von vorhin zu jetzt ... spürst, dass die Ruhe sich in dir ausbreiten konnte ... eine Stille sich in dir bewahrt hat ... und deshalb vieles nebensächlich bleibt ...

und so kannst du dich nun ... auf deinem Rückweg hierher ... noch ein Stück weit treiben lassen ... während sich die Dinge auf eine gute Weise in dir integrieren ...

um dann mehr und mehr zu spüren ... wie jeder Atemzug deine Wahrnehmung anreichert, erweitert, belebt und deinen Körper erfrischt ... sodass du nun in deiner eigenen Geschwindigkeit hierher zurückkommst ... die Dinge für den Moment abschließt ... mit jedem Einatmen frischer und klarer wirst ... und mit dem Öffnen deiner Augen ganz wach wirst ...

Kontrolle behalten und loslassen können

Indem wir uns die Kontrolle über unser Festhalten erlauben, fällt es uns leichter, sie loszulassen. Die folgenden Geschichten lösen Widerstand auf, indem sie ihn zulassen.

Ein eigenes Maß der Kontrolle behalten

... und während dein Körper seine Spannungen sinken lassen kann ... kannst du dich erinnern, wie es sich anfühlt, wenn du auf einer Wiese gehst ...

du spürst das Federn des weichen Bodens unter deinen Füßen ... das Gras streift beim gemächlichen Gehen deine Beine ... ein wohltuendes Gefühl der Verbundenheit mit der Natur ... unserem Ursprung und unserem Ziel ...

deine Hände streifen über die Spitzen der Gräser ... die sich ganz verschieden anfühlen ... berühren eine Blüte ... ihre Oberfläche ist zart wie Samt ...

und du darfst dich in deiner Vorstellung hineinlegen in das weiche Bett aus Gras ... vielleicht mit einer Decke unter dir ...

genießt es ... wie das Gras unter dem Gewicht deines Körpers nachgibt ... kannst dich tiefer gehen lassen ... in aller Ruhe genießen ... soweit es dir im Moment möglich ist ... wie die weiche Unterlage unter deinem Einatmen jedes Mal wieder nachgibt ... und auch beim Ausatmen sich etwas mitbewegt ...

und die Ruhe wird tiefer ...

und es ist wichtig zu wissen ... dass du dich nicht gleich völlig gehen lassen brauchst ... denn es ist wirklich notwendig ... dein eigenes Maß der Kontrolle aufrechtzuerhalten ... stets ausreichend zu wissen ... zumindest unbewusst ... wie weit du die Dinge laufen lassen kannst ... und auf diese Weise mehr und mehr zu erfahren ... und in der eigenen

Geschwindigkeit ... wie viel Sicherheit es gibt ... zwischen etwas mehr und etwas weniger Kontrolle zu wechseln ... dabei den Duft des Grases riechen ... der verbunden ist mit so vielen schönen Erinnerungen ... sich ganz sachte an die eigenen Grenzen heranbewegen ... ohne die eigene Sicherheit zu verlassen ...

dabei das Vertrauen in die eigene Sicherheit spüren ... sich durch die eigene – in vielen Fällen schon bewährte – Kontrolle tragen lassen ... wie auf einem weichen und festen Bett ... es sind ganz andere Eindrücke ... in dieser Lage geradeaus zu schauen ... auf dem Rücken im weichen Gras ... aus der Perspektive eines Käfers ... einer Katze ... an den Gras- und Blumenstängeln hinauf ... bis zu den Blüten ... und gemächlich weiter bis zu den Wipfeln der Bäume ... und weiter bis zu den Vögeln in der Luft ... und weiter bis zu den Wolken ... den Blick und die Fantasie schweifen lassen ...

es ist eine ganz andere Sicht der Dinge ... und immer wieder erstaunlich und lehrreich ... wie groß die Veränderung sein kann ... wenn du einen einfachen Perspektivenwechsel vornimmst ... und dann hinterher die Erkenntnis ... dass das eigentlich schon lange möglich gewesen wäre, wie so oft ... der Gedanke »Wenn ich das vorher gewusst hätte, dass es so einfach ist« ... aber solange man es nicht erfahren hat, ist es eben nicht so einfach ... die nötige Kontrolle aufrechterhalten ... und den Rest loslassen ...

und in der Erleichterung, die diese Erfahrung immer wieder bringt ... genießt du jetzt ausgiebig die Ruhe der Wiese ... die dennoch keine völlige Stille ist ... aber diese leise ... wie Balsam wirkende Stille tief in dir fördert ... sodass sie sich ausweiten kann in dir ... dabei wie beiläufig die Spannungen aus den Muskeln und aus den Gedanken löst ...

eine Stille, in der das ferne Summen einer Hummel zu hören ist ... näher kommt und sich entpuppt ... als das Brummen eines kleinen Flugzeugs in der Tiefe des Himmels ... das sich ohne Eile dahinbewegt ... aus deiner Sicht ... von da unten mit dem Rücken auf dem weichen Boden ... der Pilot aber da oben im Himmel hört ... wie der Wind mit hoher Geschwindigkeit vorüberpfeift ... und es entfernt sich gemächlich ... das Brummen ... wird wieder zum Summen einer Hummel ... um dann allmählich in der Tiefe des weiten Himmels zu verschwinden ...

und so wirst du nun diese Dinge für den Moment zu einem für dich richtigen Ende bringen ... um sie später ... zu einem günstigen Zeitpunkt fortzusetzen ... vielleicht heute Nacht im Schlaf ... im geeigneten Traum ...

wirst nun aber mit jedem Atemzug mehr eine Erfrischung deiner ganzen Person und deines Körpers spüren ... während du dich von der Wiese fort wieder hierher zurückbewegst ... in deiner eigenen Geschwindigkeit ... dabei die Dinge vergisst, die du jetzt nicht wissen brauchst ... und so behutsam und vollständig wieder hierher zurückkehrst und dabei ganz wach wirst ...

Das Gewicht der Ansprüche

Wir alle haben mehr oder weniger zu hohe Ansprüche an uns. Meist sind sie unreflektiert und belasten uns unnötig. Sie können verbildlicht und als Gewicht empfunden werden, um sie dann in der Vorstellung von sich gleiten zu lassen. Die empfundene Erleichterung kann sehr angenehm sein. Hinterher wird oft eine tatsächliche Entlastung gespürt, die Notwendigkeit so manchen Anspruchs wird relativiert, der Körper fühlt sich leichter an, in die Empfindungen kommen Helligkeit und Freude zurück.

... und so kannst du nun in deiner Vorstellung zu einem Platz in der Natur gehen, der dir gefällt ... vielleicht umgeben von blühenden Büschen, im Schatten eines großen Baumes ... zu einem Platz, an dem du dich wohlfühlst ... wo du dich treiben lassen kannst ...

und du kannst es dir jetzt so richtig gemütlich machen dort ... die Gerüche der Pflanzen, der Erde aufnehmen ... und die wohlige Wärme der sonnengesättigten Luft um dich herum ...

und auch wenn die Ruhe sich bei jedem etwas anders anfühlt ... so gibt es doch auch Ähnlichkeiten ... und für den einen mag Ruhe sein ... das Fehlen jedes Anspruchs ... und ich weiß nicht ... ob dir dein Unbewusstes schon einmal das Geschenk gemacht hat ... dich bewusst erleben zu lassen ... wie es sich anfühlt ... wenn du die Ansprüche an dich selbst ganz bewusst loslässt ... so, wie der Walnussbaum im Herbst seine Blätter loslässt ... die langsam nach unten schweben ... und auf dem Boden zur Ruhe kommen ...

es gibt so viele Ansprüche … kleine und große … wichtige und unwichtige … die man an sich selber hat … häufig sieht man gerade die großen nicht … und doch treiben sie uns an … nehmen uns die wichtige Ruhe und Übersicht … und diese Ansprüche können an uns hängen wie unsichtbare Gewichte … so kannst du jetzt einmal diese unterschiedlich großen Gewichte entdecken … die an dir hängen … sie anschauen … spüren … um sie dann irgendwie jetzt auch einmal von dir zu lösen … in der Vorstellung vielleicht von der Schulter nehmen … und zu Boden legen …

einen Anspruch, ein Gewicht nach dem anderen … von der Schulter nehmen … und bewusst loslassen für den Moment … mithilfe deines Unbewussten, das genau weiß, wie das geht …

um dann, zunächst vielleicht nur als vage Andeutung … schließlich aber doch immer deutlicher … eine tiefe Erleichterung zu spüren … wenn du ein Gewicht endlich los bist …

und wie viel Energie dann wieder nutzbar wird … für deine Gesundheit, deine Freude und deinen Genuss … ein Gewicht, das du vielleicht schon sehr lange mit dir rumschleppst … du kannst hinschauen auf eine bestimmte unbestimmte Art … wenn du all die Gewichte abgelegt hast … wenn das in deiner Vorstellung möglich ist …

und stellst vielleicht fest … dass da irgendwo noch eins hängt … das du nicht gesehen oder nicht beachtet hast … vielleicht sogar ein besonders großes … und vielleicht entscheidest du dich, auch dieses Gewicht für den Moment einmal ein bisschen loszulassen … nicht gleich vollständig … und vielleicht erst einmal auch gar nicht so ganz loslassen … nur ein bisschen vielleicht … sogar kaum spürbar … oder vielleicht auch nur einmal den Gedanken wagen … wie es wohl wäre … wenn du dir vorstellen würdest … du könntest dieses Gewicht loslassen … ein wenig … dort an deinem Platz in der Natur … das Rauschen des Windes in den Bäumen … die Blätter streifen einander …

oder wenn irgendjemand daher käme und das Gewicht von dir nehmen würde … jemand, dem du vertraust, dem du das zutraust … und in der irgendwie beruhigenden Gewissheit … dass du jedes Gewicht gleich wieder aufnehmen kannst, sobald du das willst … um es weiter mit dir zu schleppen ... und so ein Gewicht hat mindestens einen großen Vorteil ... es verhindert, dass du zu leicht wirst ... vielleicht abhebst von dem sogenannten Boden der Tatsachen ...

und nachdem du vielleicht irgendwann auch das letzte Gewicht abgelegt hast ... kannst du dich nun unter den Baum legen ... auch innerlich hinlegen ... und dich einmal tief lösen für den Moment ... damit die Dinge sich in dir gut integrieren können ... auch auf neue Weise zusammenspielen ... sodass es gut ist für dich ...

und die innere Stille sich ausbreiten lassen, da draußen in der Natur ... und Stille kann so viel mehr sein ... als die Abwesenheit von Geräuschen ... kann sogar auch da sein, wenn außen Geräusche zu hören sind ... kann sich gerade dann besonders wohltuend auswirken ...

du kennst das Bild eines Teiches oder Sees ... auf dem kleine Tierchen sich bewegen ... ich glaube, Wasserflöhe heißen sie ... und sie sind so leicht ... dass sie auf dem Wasser laufen können ... und doch rufen ihre lautlosen Schritte Ringe hervor ... die sich ausbreiten ... in alle Richtungen ... während sie laufen ... von einer Wasserblume zur anderen ...

es gibt gelbe Wasserblumen, weiße und rosafarbene ... und wenn leichte Wellen das Wasser bewegen, schaukeln sie mit ... doch Wasserflöhe verursachen kaum Wellen ... dafür sind sie zu leicht ... so kannst du jetzt dieses Bild der Ruhe ... und die Stille genießen ... oder dir ein anderes aussuchen, das dir gerade besser gefällt ... oder dich einfach treiben lassen ... für diese Minuten ... in denen die in dir zuständigen Bereiche bewusst und unbewusst für dein Wohlergehen sorgen ... Pläne entwerfen ... wie deine Gewichte zukünftig unnötig werden können ... während dein Bewusstes sich mit diesem oder jenem beschäftigen mag ... vielleicht mit den Eindrücken, die du hast, wenn du an einem See in der warmen Sonne sitzt oder liegst ... und dich rundum wohlfühlst ...

in dem nur teilweisen Bewusstsein ... der großen Fähigkeiten ... die dein Unbewusstes ständig nutzt ... die dich bisher durch dein Leben geleitet haben ... und du gibst dabei deinem Unbewussten den Auftrag ... in solchen Minuten der Ruhe ... nicht nur nachts ... auch tagsüber, wenn es gerade gut passt ... besonders wirkungsvoll dafür zu sorgen ... dass die gesunden Prozesse in dir arbeiten können ... damit Spannungen sich lösen ... damit Gewichte und Ansprüche unnötig werden und sich lösen ...

und ein Eindruck der Stille kann es auch sein ... morgens noch vor dem Sonnenaufgang aufzustehen ... und die Ruhe der Nacht bewusst zu genießen ... und das Werden des Tages zu beobachten ...

und so kannst du nun aus deiner Lage der Stille in der Natur aufstehen ... sobald du es magst ... die Farben der Blätter und Blumen um dich herum mit offenen Augen aufnehmen und ihre Wirkung genießen ... mit allen Sinnen ...

und oft, wenn man ausgeruht ist, wenn die Sinne sich mit ausgeruht haben ... wenn sie sozusagen frisch sind ... dann können wir die Farben besonders intensiv und deutlich sehen und aufnehmen ... sozusagen über unsere Augen einen fühlbaren Kontakt bekommen ... so als würden wir die Farben, die Pflanzen über unsere Augen anfassen ... ihre Beschaffenheit, ihr Wesen direkt fühlen, irgendwie eins werden mit ihnen ... und bei ihnen fehlen die Ansprüche vollständig ... und sie leben unbeschwert damit ... sodass wir einen Eindruck davon bekommen können, wie es sich anfühlt ... auch in uns ... wenn wir uns auf die Pflanze einlassen ...

und du kannst dann allmählich dazu übergehen, die Gewichte deiner Ansprüche zu betrachten ... und in aller Ruhe auswählen ... welche du wieder aufnehmen willst ... damit du dich nicht zu leicht fühlst ... in deinem Alltag ... und vielleicht einmal probeweise ein paar besonders schwere Ansprüche liegen lassen ...

und kehrst dann gemächlich ... und so gelassen, wie es für dich jetzt passt ... hierher zurück ... fühlst dich vielleicht überraschend leicht ... und wirst mit dem Öffnen deiner Augen wieder ganz wach ...

Geduld

Geduld ist eine wichtige Voraussetzung, um Hektik und Anspannung zu vermeiden. Oft ist es auch einfach schön, geduldig die Entstehung mancher Entwicklungen (z. B. in der Natur) zu beobachten. Ohne den Wunsch, ein-

greifen zu müssen, und ohne Kontrolle auszuüben. Die Geschichte enthält wieder ein Dissoziationsangebot, den Alltag nach außen in ein Theater zu verlagern und als unbeteiligter Zuschauer die Sache von außen zu betrachten oder aber als über den Dingen stehender Regisseur an geeigneter Stelle verändernd einzugreifen.

... und je mehr Dinge gerade durch deinen Kopf ziehen ... desto eher bist du verführt, ihnen zu folgen ... desto mehr bist du bestrebt ... Ordnung zu schaffen ... und desto schwieriger wird es doch ...

dabei entsteht manchmal die Angst, es nicht zu schaffen, zu versagen ... gleichzeitig steigt die Spannung in der Muskulatur, das Herz schlägt schneller, die Atmung beschleunigt sich ... wir wollen schreien, wollen Ordnung schaffen, auf den Tisch hauen ... und manchmal können wir da leicht heraustreten ... eigentlich hat das jeder hin und wieder schon getan in seinem Leben ... so tun, als würden das Chaos und die dazugehörige Spannung auf einer Bühne ablaufen ... in einem Theater ...

auf dieser Bühne wird ein Stück gespielt, nach dem Schema »Arbeitstag – kurz vor Mittag, alle wollen noch kurz etwas haben« ... oder »Familienchaos, Kinder sind hungrig und schreien herum, auf dem Herd ist etwas angebrannt, der Postbote will eine Unterschrift« ... Chaos, Ungeduld ... und aus diesem Theater trittst du jetzt innerlich heraus ... verlässt die Bühne ... setzt dich bequem in einen weichen Zuschauersessel, vielleicht in einen grünen oder blauen ... und schaust dir zu, wie du auf der Bühne die Dinge erledigst ...

kannst es mit Ruhe und einigem Abstand beobachten ... und dich mit dir auf der Bühne auch besprechen ... dein eigener Regisseur sein ... der den nötigen Überblick hat ... aus dem Zuschauerraum heraus ... und dem Teil von dir auf der Bühne helfen ...

während du bequem in deinem weichen Zuschauerstuhl sitzt und die Geschehnisse in Ruhe betrachtest ... kannst du innerlich auch einmal den Ton leiser drehen ... immer leiser drehen ... und noch etwas leiser ... oder dich ein Stück weiter weg nach hinten setzen ... um so den Abstand und deine Beteiligung ganz bewusst zu variieren ...

und so kannst du ganz direkt erfahren ... je weiter der Abstand ... desto weniger Spannungen ... desto kleiner werden die Sorgen ...

und so kannst du auch hinaustreten aus dem Schauspielhaus ... kannst von draußen hineinschauen ... durch ein Fenster ... hier draußen scheint die Sonne ... es riecht nach warmer Erde ... drinnen auf der Bühne das Chaos und die Angst, zu versagen ... draußen die Blätter im Sonnenlicht, der Flug der Insekten, die warme Luft ...

geduldig wiegen die Blätter sich im Wind, ohne Zeitplan ... in der Weite des Himmels ... und diese natürliche Geduld ... überträgt sich jetzt nach innen ... über die Augen und die Absicht gibt es einen Weg hinein ... die Muskeln können die Spannungen loslassen wie die Bäume die Blätter im Herbst ...

im Bauch breitet sich weiche und warme Weite aus ... der Kopf wird frei, die Gedanken bekommen Raum ... die Schultern sinken locker nach unten ... so kann sich der Blutdruck auf einem guten Niveau einpendeln ...

geduldig schlägt das Herz und zuverlässig ... einen Schlag nach dem anderen und immer fort ... und das seit Jahrzehnten ... und schickt Energie und Sauerstoff in den Körper hinein ... so überträgt sich die unendliche Geduld der Blätter, die im warmen Wind tanzen ... jetzt über deine Augen in deinen Körper, deine Gedanken und Gefühle hinein ... bringt die angenehme Weite von draußen nach innen ... und während die Natur sich so verständigt mit den Muskeln, dem Blutdruck und all dem anderen im Körper ... gleichen sich die Prozesse im Körper an, werden ruhiger ...

und weil Blätter immer geduldig sind ... ist es ihnen unmöglich, ungeduldig zu sein ... so nimmt der Körper die Geduld der Blätter mehr und mehr an ... und er beginnt sich mit ihnen im warmen Wind zu wiegen ... sich allmählich innerlich im gleichen geduldigen Rhythmus zu bewegen ...

und die Gedanken ... sind auch zu farbigen Blättern geworden ... du kannst dir deshalb jetzt die Freiheit geben, dich mehr einzulassen ... auf diesen Tanz der Blätter ... während dein Bewusstes sich mit etwas anderem beschäftigen mag ... die Blätter lassen dich, wie du bist ...

und in diesem Abstand liegt auch Weite, Gelassenheit und irgendwie auch Geduld mit den Dingen ... und so kannst du geduldig auf den Gleichklang mit den Blättern warten ... den du vielleicht schon jetzt ganz leise irgendwo in dir spürst ... schon in deiner Vergangenheit immer mal intensiv gespürt hast ... den ewigen, geduldigen Tanz der Blätter im Wind ...

und dann, nachdem es nun in Ordnung ist so, nachdem die richtige Schwingung sich einstellt ... gehst du wieder hinein in das Schauspielhaus ... schaust dir die Bühne an und das Geschehen dort ... und du siehst, es hat sich etwas verändert ... vielleicht nicht viel ... aber doch wesentlich ... denn nichts bleibt wirklich gleich über die Zeit ...

alles verändert sich stets ... und irgendwo tief in dir weißt du das und richtest dich danach ... und ich gebe der zuständigen Instanz in deinem Unbewussten den Auftrag, dieses Wissen zu nutzen ... um dir in deinem Alltag zu helfen ...

und so sammelst du dich ...

und kommst nun in deiner eigenen Geschwindigkeit wieder hierher zurück ... in diesen Raum, auf diese Bühne ... so, wie du es brauchst, um dich wohlzufühlen mit dir selbst ...

Vergangenheit hinter sich lassen

Man könnte sich das Leben als eine Reise vorstellen. Auf diesem Weg sammeln sich viele unnötige Dinge an. Manche gibt man nicht gerne ab, weil man sie zu brauchen glaubt. Wenn sie nun probeweise hinausgestellt werden, aus dem Zug des Lebens, ist die Erfahrung möglich, dass sie keinen Verlust darstellen, sondern sogar entlasten.

... während sich jetzt allmählich Ruhe in dir ausbreitet ... kannst du dir vorstellen ... mit allem, was dazugehört ... du fährst in einem Zug, am Ende des letzten Wagens und schaust hinten raus ... auf die Schienen ... auf die Vergangenheit ...

und die Schienen gleiten immer enger zusammen ... je weiter sie sich von dir entfernen ...

unter deinen Füßen spürst du die Bewegungen des Zuges ... weich gefedert ... meist ein angenehmes Schaukeln ...

da ist das Geräusch der rollenden Räder auf den Schienen ... des Windes, der den Zug begleitet ...

Bäume kommen in dein Blickfeld ... Sträucher und Häuser ... Berge sind erst mächtige Wände ... dann große Berge ... und schließlich rundliche Schwingungen in der Landschaft ...

alles, was eben noch neben dir war ... liegt gleich darauf hinter dir ... durch die Bewegung des Zuges in der Zeit ... und wird immer kleiner ... während alles kleiner wird, verändert es allmählich seine Formen ... seine Bedeutung ... es wird weniger wichtig ... und das ist gut so ... und oft sehr wohltuend ...

zunächst werden die Kanten unscharf ... was zur Folge hat, dass du die Dinge nicht mehr so in ihren Einzelheiten sehen kannst ... dann verändern sich die Farben ... die Farben laufen etwas ineinander ... es wird schließlich eine neue, eher graue Farbe daraus ... während die Gegenwart von eben immer tiefer in die Vergangenheit rückt ... mit der Fahrt des Zuges durch die Zeit und durch die Landschaften ...

so viel Luft und grauer Dunst liegen zwischen dir und dem, was sich da immer weiter entfernt ... und es wird immer kleiner, unwichtiger ... um schließlich in der Ferne zu verschwinden ...

anfangs versuchst du vielleicht, dieses oder jenes festzuhalten, weil irgendetwas daran dir besonders gefällt oder aus irgendeinem anderen Grund ... und dann stellst du fest, dass es dir nicht wirklich gelingt, festzuhalten ... außer, wenn du für eine bestimmte Zeit aussteigst ... und je weiter du fährst ... in deinem Lebenszug ... und dabei lernst, mit diesen Prozessen umzugehen ... desto leichter fällt es dir, den Augenblick zu genießen, in dem du etwas Schönes wahrnimmst ...

und so fällt es dir jetzt schon etwas leichter ... so manches loszulassen ... auch wenn du es nicht gleich bewusst spürst ... weil du irgendwann so richtig erfährst ... wie groß die Freiheit wirklich ist, wenn du in deinem inneren Raum gewinnst ... dadurch, dass du die Räume in dir ... die reichlich vorhanden sind ... nicht mehr überfrachtest mit eigentlich bereits Vergangenem ...

und vielleicht willst du so ganz nebenbei auch erkennen ... dass es möglich ist ... den Zug anzuhalten, um bestimmte Dinge ... die du schon lange mit dir schleppst, obwohl sie ihre Bedeutung für dich eigentlich verloren haben, hinauszustellen ... weil der Zugführer ein sehr freundlicher Mensch ist, der sogar auch probeweise weiterfährt, damit du in diesem Schutz einmal das Gefühl erproben kannst, wie es so ist ... sich von so manchem Ladenhüter versuchsweise – oder auch vollständig – zu trennen ...

unbeschreiblich ist oft die Erleichterung ... dieses oder jenes endlich ganz hinter sich lassen zu können ... erlaube dir, diesen Augenblick jetzt so richtig zu genießen ... wie oft werden wir von etwas belastet, von dem wir es gar nicht annehmen ... dich ganz ausfüllen lassen von den Erfahrungen und Gefühlen, die nur in diesem Moment wichtig sind ... wichtig, um in deiner weiteren Entwicklung zu einem gesunden und konstruktiven Menschen die nötigen Schritte gehen zu können ... und so kannst du schon jetzt spüren ... wie dieser Vorgang des Loslassens mehr und mehr tiefe Freude bereitet ...

und zugleich eine Vorfreude auf das Neue, das nun kommen kann, sich auszubreiten beginnt ... mehr und mehr zu dir gehört ... und dich schließlich ständig begleitet ... wie ein sehr feiner goldener Faden deinen Weg mitbestimmt ... wie ein Schutzengel, der in dieser wichtigen Angelegenheit immer für dich da ist – meist unsichtbar, wie es sich eben gehört für einen richtigen Schutzengel ... der für dich sorgt ... immer freundlich ... immer bereit ... auf dich einzugehen und dir zu helfen ...

und irgendwann ... nach einiger Zeit ... lernst du ... vielleicht gerade im Moment ... den Zug anzuhalten, ohne die Prozesse zu stören, ohne wirklich stehen zu bleiben ...

und ich weiß nicht ... wie dein Zug aussieht ... und wer mit dir fährt ...

du kommst so nach einiger Zeit deinem Bahnhof immer näher ... bereitest dich auf das Ende der Reiseetappe dieses Moments vor ... hörst vielleicht noch die Geräusche des haltenden Zuges ... sammelst dich wieder ... und bist schließlich ausgeruht und erfrischt zurück in der Gegenwart ...

Erweiterung der eigenen Möglichkeiten

Die Geschichten in diesem Kapitel regen an, die eigenen Grenzen vorsichtig zu erweitern. Im eigenen Potenzial vorhandene, in der Vergangenheit vielleicht auch schon genutzte Fähigkeiten sollen in der Gegenwart angewandt werden.

Wachstum

In dieser Geschichte wird als Metapher das Wachstum von Pflanzen verwendet. Die Pflanzen haben einen von oben sichtbaren Bereich und ihre Wurzeln in der Tiefe. Beides braucht ein sinnvolles Miteinander. Bei uns Menschen ist das Zusammenspiel zwischen bewussten und unbewussten Anteilen oft nicht gut koordiniert. Diese Geschichte regt an, das Zusammenspiel aller unserer Anteile zu verbessern.

... und ich weiß nicht ... wie ein Frühlingstag für dich aussieht ... und wie viele verschiedene Bedeutungen und Erinnerungen er für dich hat ... deshalb kannst du dich jetzt hier auf deine Weise wohlfühlen ... während der Teil deines Unbewussten, der angesprochen ist ... den Teil meiner Geschichte für sich nutzt ... der dafür sinnvoll verwendbar ist ...

während jeder schon viele Samenkörner im Frühjahr auf der Erde liegen sah ... in so einem kleinen Samenkorn können sich unglaubliche Kräfte entwickeln ... wer weiß, wie lange dieses Korn dort schon lag ... unbeachtet und unbedeutend ...

nachdem nun die richtigen Voraussetzungen zusammengekommen sind ... entfalten sich in dieser unscheinbaren Hülle ungeahnte Kräfte ... Leben entsteht ... alles verändert sich ... die Schale wird brüchig ... und eine erste, noch sehr zarte Wurzel wird sichtbar ... verletzbar und sehr weich ... jedoch mit einem sehr starken Lebenswillen ... sogleich sucht sie sich einen passenden Weg in die Erde ... und findet ihn ... beginnt sich stetig nach unten zu arbeiten ... in die Tiefe ...

und während sie tiefer geht ... nimmt sie schon Nährstoffe auf ... und sichert damit ihr Leben und ihr Wachstum ... und verzweigt sich immer mehr ... sichert damit die eigene Stabilität ... gegen widrige Umstände ... geht tiefer ... und tiefer ... immer mehr Wurzeln verankern sich in der Erde ... immer ausgedehnter ... ein tiefes Vertrauen in die eigene, sichere Verwurzelung breitet sich aus ... aus sich selbst heraus ...

immer mehr Möglichkeit, Nahrung aufzunehmen ... ein tiefes Vertrauen in die eigenen Fähigkeiten beginnt sich zu entwickeln und zu festigen ...

fast kann man sagen ... je tiefer sie kommt ... desto mehr Nahrung kann sie aufnehmen ... und verarbeiten ... ein umfassendes Vertrauen in die eigenen Fähigkeiten beginnt sich zu entwickeln und zu festigen ...

und die Wärme lässt die Pflanze auch über der Erde wachsen ... größer und stärker werden ... durch die Energie, die unsichtbar in der Tiefe aufgenommen und angepasst wird ... an die ganz persönlichen Bedürfnisse ... und so folgt sie ihrer Bestimmung ... sie wächst nach oben und in die Tiefe ... und braucht beides ... beides ergänzt sich sehr sinnvoll ...

sie entfaltet sich dabei ... irgendwann entwickeln sich Knospen ... daraus Blüten, die farbig werden ... und bewusst weiß die Pflanze bei Weitem nicht alles von ihrer Entwicklung ... manchmal ist sie sehr erstaunt ... welche schönen Blumen und kräftigen Triebe aus ihr entstehen ... in welche Tiefen ihre Wurzeln reichen ... und welch erstaunliche Hilfen sie dort findet ...

das Wetter wechselt ... viele verschiedene Bedingungen werden überstanden und sogar genutzt ... immer wieder ... im festen Vertrauen auf die sichere Verankerung in der Tiefe, auch in der eigenen Tiefe ... unsichtbar ... auch durch die zunehmende Anpassung ... die automatisch mitläuft in der natürlichen Entwicklung ...

und alles entstand aus einem kleinen unscheinbaren Samenkorn ... in dem diese Fähigkeiten nicht zu vermuten waren ... ungreifbare Veränderungen und greifbare Veränderungen ... Sichtbares und Unsichtbares ... Vertrauen in verborgene Fähigkeiten entwickelt sich ... mehr und mehr ...

und während du dich nun sorgfältig ... für wache Aktivitäten sammelst ... bringst du die Sicherheit mit ... fest verwurzelt zu sein ... in den eigenen, vielleicht unbegreifbaren Fähigkeiten ... und diese Sicherheit wird wachsen ... über die momentane Erfahrung hinaus ... zu einem festen Vertrauen in die eigenen Wurzeln ... in deine eigene Tiefe ... das Vertrauen wird sich ausdehnen ... und dich schützen ... denn da liegen noch viele Samenkörner in dir verborgen ...

und in diesem ruhigen Bewusstsein ... das sich weiter entwickelt ... sicher verankert zu sein in der eigenen Tiefe ... kehrst du nun in deiner eigenen Geschwindigkeit ... behutsam und vollständig hierher zurück ... und wirst mit dem Öffnen deiner Augen ganz wach und frisch ...

Selbstsicherheit

Das Selbstbild beinhaltet verschiedene Fähigkeiten, die man sich beispielsweise als Pflanzen in einem Garten vorstellen kann. Freude über diese Pflanzen und eine fürsorgliche Einstellung zu ihnen lassen den Garten insgesamt gedeihen und haben entsprechende Auswirkungen auf das Selbstbild und auch auf die Selbstsicherheit.

... und in der sich vertiefenden Ruhe ... kannst du es dir gestatten, eine Fantasie entstehen zu lassen ... die fest verwurzelt ist in der Tiefe deiner Erfahrungen ...

die wiederum geboren wurde ... und genährt wird ... von so vielen erleichternden und manchmal glücklichen Erlebnissen in deinem Leben ... denn du hast immer wieder unbekannte Reserven in dir entdeckt ...

und so kannst du jetzt das Bild eines Gartens vor deinem inneren Auge entstehen lassen ... und dieses Bild muss nicht in allen Einzelheiten vollkommen sein ... vielleicht ist es auch nur die Ahnung eines Bildes ... oder mehr ein intensives Gefühl ... das über die Haut in deine Wahrnehmung kommt ... oder ein Geruch ... denn es gibt so viele Gerüche in einem Garten ...

und ich weiß nicht ... welcher Geruch für dich eine besondere Verbindung zur Quelle deiner Energien hat ... mal deutlicher ... mal weniger deutlich ...

und in diesem Garten ... in dem schon verschiedene Pflanzen wachsen ... liegt ein ganz bestimmtes Samenkorn an einer ganz bestimmten Stelle ...

dieser Samen hat auch einen Namen ... er heißt »Selbstsicherheitssamenkorn« und ist zuständig für die Ausbildung und Festigung einer gehobenen allgemeinen Selbstsicherheit ... es ist eigentlich auch gar nicht wichtig, wie die Samen heißen ... denn sie erfüllen ihre Aufgaben auch ohne Namen ... aber es ist nun mal einfacher für unser Bewusstsein, wenn es den Dingen einen Namen geben kann ... solch ein Name kann zwar niemals voll ausdrücken ... welche Vielfalt eigentlich dahinter steckt ... aber er hilft bei der Identifizierung und Strukturierung der Dinge und Ereignisse ... mit denen unser Bewusstsein es zu tun hat ... unser Unbewusstes hingegen erkennt die Dinge unmittelbar ... indem es sich hineinfühlt ... in das Wesentliche ... aber dieser Vorgang ist so komplex einfach ... und für unser Bewusstsein auch gar nicht so recht begreifbar ... sodass wir diese Prozesse geschehen lassen ... und uns lieber unserem Garten zuwenden wollen ...

dieses Selbstsicherheitssamenkorn ist also zuständig für einen allgemeinen oder speziellen Selbstsicherheitsbereich deiner Person ... es ist noch anzumerken ... dass dieser Garten ein ausgesprochen schöner Garten ist ... mit sehr vielen unterschiedlichen Pflanzen ... in dem viele Farben sich ausbreiten ...

und weil du nun ruhig daliegen und deinen Körper spüren kannst ... seine angenehme Schwere und wohlige Wärme ... willst du dich jetzt vielleicht noch ein Stückchen tiefer lösen ... von den Dingen des Alltags ... und dich so weit der Ruhe überlassen ... wie es für dich optimal ist ... um die gesunden Dinge ... die nun zu einer wesentlichen positiven Veränderung in deinem Garten führen können ... in aller Ruhe geschehen zu lassen ...

auf deine ganz persönliche besonders unbewusste Art ... gibst du nun in deinem Garten dem Samenkorn Wasser ... das es dazu bringt, sich zu entwickeln ... vielleicht ist deine Gießkanne rot oder grün ... oder du gießt mit einem Eimer oder einem Schlauch ... vielleicht ist auch etwas Dünger im Gießwasser ...

es ist erstaunlich ... aber wenn der Keim einmal zu wachsen begonnen hat ... kann diese besondere Art eines Keims in der Zukunft sogar ohne weiteres Wasser auskommen ... er wird von nun an weiterwachsen ... und sich zu einer schönen und kräftigen Pflanze entwickeln ... die ihren Platz genau dort einnimmt ... wo sie hingehört ... und gebraucht wird ... so gießt du also einfach die Erde ... und das Korn wird fast sofort zu einem Keimling ...

es sprießt aus der Erde ... schaut sich etwas verschlafen erst mal gründlich um ... um zu sehen, in welcher Gesellschaft es sich von nun an befinden wird ... nimmt gleich einmal die ersten Kontakte auf ... und wächst dabei schon zügig nach oben ... dem Licht und der Weite des Himmels entgegen ... entwickelt sich schnell ... zu einem stabilen, fest und sicher verwurzelten Bestandteil deines Gartens ...

du kannst es jetzt einfach geschehen lassen ... und dich freuen ... über die gute Veränderung ... die da vor sich geht ... und du brauchst nichts weiter zu tun ... du kannst dich einfach zurücklehnen ... und vielleicht innerlich irgendwie Däumchen drehen ... und den Augenblick genießen ...

und brauchst nur zusehen ... wie der ganze Garten sich verändert ... er wird mit zunehmendem Wachstum der »Selbtsicherheitspflanze« insgesamt deutlich kräftiger ... es ist, als ob ein kleines autonomes Kraftwerk hinzugekommen ist ... das seine große Energie- und Wärmefülle dem ganzen System zur Verfügung stellt ... so, wie ein Garten eben aufblüht ... reiche Früchte und prächtige Farben hervorbringt ... wenn er Sonnenlicht, Feuchtigkeit und Pflege in ausreichendem Maß erhält ... nicht ganz unerwartet kannst du nun auch entdecken, dass sich farbige Blüten entwickeln ... aus denen später Samenkörner werden ... die zur Erde fallen und auf das nächste Wasser warten, das sie dazu bringen wird, sich zu entwickeln ... und diesen schönen Garten zu bereichern auf ihre ganz eigene Art ...

und in der vielleicht noch unbewussten Gewissheit ... dass diese Pflanze weiterwächst und kräftiger wird ... auch wenn du nicht daran denkst ... bis die für den Moment genau richtige Größe erreicht ist ... um dich später rechtzeitig an erneute Veränderungen ohne weitere Aufforderung anzupassen ...

schließt du nun die Dinge für heute ab ... um sie später zu einem günstigen Zeitpunkt ... vielleicht heute Nacht im Schlaf ... fortzuführen ...

sammelst dich jetzt ... kehrst nun in deiner eigenen Geschwindigkeit ausgeruht und frisch hierher zurück ... und wirst mit dem Öffnen der Augen ganz wach ...

Adler und Rabe am See

Hier wird ein Spiel mit der Fantasie angeregt, das scheinbar Unmögliche zuzulassen. Manchmal entwickeln sich daraus unvermutet Ideen oder Lösungen für Festgefahrenes, scheinbar Unveränderliches.

... und weil es dir manchmal schon leichter gelingt, dir zu erlauben, die Ruhe sich ausbreiten zu lassen ...

vielleicht wellenförmig ... vom Bauch ausgehend ... fällt es dir auch leichter, hineinzugehen ... in die Ruhe ... auf einem jener Wege, die dorthin führen ...

unter deinen Füßen das Gewicht des Körpers auf dem Boden ... das Spiel der Muskeln ... und so gehst du in deiner Vorstellung vorüber ... an Bäumen, Feldern und Wiesen ... und du spürst dabei deinen Körper mehr oder weniger deutlich ... freust dich ... an seiner Beweglichkeit und Kraft ...

und kommst so schließlich ... auf eine Anhöhe ... von der du hinuntersehen kannst ... auf einen See ...

dieser See ist völlig ruhig ... keine Welle bewegt seine Oberfläche ...

auf der anderen Seite steigt das Ufer leicht an ... und noch weiter hinten sind Berge zu sehen ... die im ruhigen Wasser des Sees noch einmal ohne Masse existieren ... als Spiegelung ... auf eine andere Art genauso wirklich ...

an den Ufern singen die Vögel ... du kannst einige schöne Plätze sehen dort unten ... und einer von ihnen gefällt dir besonders gut ... durch seine Nähe zum See ... es ist ein heller, von der Sonne bestrahlter

Fleck ... seine offensichtliche Wärme ... und die Pflanzen, die dort stehen ... denen es auch sichtbar gefällt an jener Stelle ...

und du schlenderst in deiner Vorstellung hinunter ... dorthin an eine Stelle, die dir von oben gut gefiel ... und setzt oder legst dich dort hin ... vielleicht mit Blick auf den See ... und genießt es ... die Lockerung deiner Muskeln zu spüren ... und die angenehme Schwere des Körpers ...

und wie du deinen Blick so wandern lässt ... über den See und seine Ufer ... werden die Augenlider vielleicht schwer ... du spürst, wie sich jene wohlige Schläfrigkeit in dir ausbreitet ... ganz so als würde die Stille des Sees auf dich übergehen ... und dich ausfüllen mit zeitloser Behaglichkeit ... und deshalb nimmst du dir die Freiheit ... noch ein Stück tiefer zu sinken ... bis hin zu einer für dich optimal tiefen Ruhe ...

vielleicht mit dem Gefühl, irgendwie eins zu werden mit dem See ... seine Tiefe spüren als die deine ...

die sich ausbreiten kann ... wie die warmen Sonnenstrahlen eines Frühlingstages ... die deinen Körper und auch den See mehr und mehr erwärmen ...

und in dieser Ruhe kannst du allmählich hören ... wie sich ein Stück von dir entfernt jemand unterhält ... und wie du hinschaust ... siehst du einen Adler ... und er sagt etwas, das du verstehst ... und es wundert dich nicht, dass du verstehst, was ein Adler sagt ... was ja eigentlich verwunderlich ist ... dass es dich nicht wundert ... aber im Traum ist alles möglich ... das kennst du ...

und dieser Adler erzählt von seinen Schwierigkeiten mit diesem und jenem aus seinem Adleralltag ... und ihm gegenüber sitzt ein Rabe und hört ihm zu ... und er nickt hin und wieder, der Rabe ... kratzt sich am Kopf und hört ansonsten einfach nur zu ...

und während du das beobachtest ... ist dir, als würde das, was der Adler sagt, in Bildern aus seinem Mund kommen ... wie in Comics aus deiner Jugend ... kleine Bilder, die zum Raben hinüberschweben ... und der Rabe weicht ihnen manchmal aus ... andere fängt er geschickt auf, schaut sie an ... und gibt sie oder andere zurück ... und während die Bilder vom Adler herauskommen ... scheint er leichter zu werden ... ganz so, als ob er mit den Bildern Gewicht abgibt ...

nach einiger Zeit steigt er auf, der Adler ... schwebt über dem See ... er hat ein Gegenüber im Wasser ... als Spiegelung ... und im eleganten Flug verschwindet er allmählich am anderen Ufer ... hinter den Bergen ...

der Rabe sammelt die Bilder auf und wirft sie einzeln hinein in den See ... wenn die Bilder auftreffen auf der Wasseroberfläche ... bilden sie nicht einmal Ringe ... sie verschwinden einfach ... als wären sie nie gewesen ... wie das manchmal eben so ist mit Traumbildern ... der Verstand kann dann wenig damit anfangen ... und irgendwie ist es gut so ...

und nach einiger Zeit der Ruhe ... entwickelt sich bei dir das Gefühl, dass es an der Zeit ist ... sich nun langsam wieder für den Rückweg zu richten ... nachdem du so viel Kraft aufgenommen hast ... in der Ruhe ...

und dann, wenn der Entschluss genügend gereift ist ... dann sammelst du dich ... stehst auf von deinem Platz am See ... verabschiedest dich noch einmal mit einem Blick darauf ... und schlenderst gemächlich auf deinem Weg zurück ...

und kommst hier gestärkt und erfrischt wieder an ... so schnell oder langsam, wie es gut ist für dich ... jetzt ...

Wunschbach

Wünsche sind in der Kindheit noch sehr nahe an der gelebten Realität. Je älter wir werden, desto mehr verlieren sie an Klarheit. Indem wir uns wieder bewusst an sie erinnern, leben wir stärker in der Gegenwart und es wird uns klarer, wohin wir in unserem Leben streben.

Manchmal erfüllen sich Wünsche einfach so. Und auch diejenigen, die unerfüllt bleiben, die einfach nur geträumt sind, als wären sie Wirklichkeit, geben uns Freude. Vielleicht wollen wir manchmal sogar unsere Träume von ihnen behalten, um uns die Sehnsucht zu erhalten.

... und besonders, wenn der Himmel blau ist ... kann man es leichter sehen ... wenn irgendwo da oben ... in der Tiefe des Himmels ... ein kleines, schon älteres Flugzeug am Himmel entlangzieht ... vielleicht so weit entfernt ... dass du es nicht hören kannst ...

und während der Propeller des Flugzeugs ... zuverlässig und stetig ... die Luft von der einen Seite auf die andere wirft ... und dabei das Flugzeug hinter sich her zieht ... und den Menschen auf der sicheren Erde ein beruhigendes Brummen herunterschickt ...

gehst du zur gleichen Zeit und auf deine Art, ohne die Belastung der Füße, deinen Weg in eine gute Ruhe ...

und du kommst, nachdem du tiefer in dein Gefühl der Ruhe gegangen bist ... und es ist nicht wichtig ... ob dein Bewusstsein das merkt ... oder mit etwas anderem beschäftigt ist ... an einen Bach ... wo du dich in das weiche Gras setzen kannst ... oder auf einen bequemen Baumstumpf ... vielleicht auf eine weiche Decke ... dein Platz ist von der Sonne erwärmt ... und freundlich ...

alles ist ruhig ... nur die Melodien der Natur umgeben dich ... gesättigt mit guter, frischer Luft ...

da ist der Wind ... der über das Gras streift ...

du kannst hören ... wie sich ein Grashalm am anderen reibt ... dieses einzigartige, leise Geräusch ...

wie sie einander berühren ... und wieder loslassen ... es ist eine Bewegung der Gräser ... und doch keine Fort-Bewegung ... vielleicht könnte man es eine Hier-Bewegung nennen ...

von den Bäumen fallen einzelne Blätter ... langsam schwebend ... sich drehend ... auf die Erde ...

neben dir wohnt eine schöne, alte Rose ... sie ist voller Blüten ... die Farbe mag gelb-orange sein ... oder auch anders schön ...

sie riechen sehr angenehm fruchtig ... du genießt ihren Duft ... ihre Farben ...

sie wächst schon sehr lange an diesem Ort ... und während du sie siehst ... und ihren zarten Geruch in dich aufnimmst ... und irgendwie spürst ... dass sie dir freundlich zugewandt ist ... fallen auch von ihr einige Blütenblätter nach unten ... langsam schwebend ... im Spiel mit Licht und Schatten ...

der Wind trägt das eine oder andere ein Stück weit ... viele von ihnen sinken auf den Bach ... werden ganz sanft aufgesetzt auf die Oberfläche ... die Sonne scheint darauf ... lässt ihre Zartheit und Weichheit für das Auge sichtbar werden ...

und fast ist es ... als könnte durch das Auge auch die Haut spüren, wie weich und zart sie sind ...

und die warme Sonne lässt ihre Farben erstrahlen ... die wärmende Sonne erschafft ihre kleinen Schatten ...

und für den Schatten ist es so unwichtig ... ob er durch einen festen Baum entsteht ... oder durch ein zartes Blütenblatt ... denn er wird vom Bach davongetragen ... gemeinsam mit dem Blatt ... diesem zarten, duftenden Farbtupfer ...

und vielleicht schaust du ihnen ruhig nach ... bis du sie nicht mehr siehst ...

und wie du so da bist ... und die fortwährende Veränderung des Baches siehst ... und sogar auch spürst ... während er immer weiter vorüberfließt ... und doch auch siehst, wie er gleichbleibt ... in der Veränderung ...

hast du Wünsche in dir ... da sind wichtige Wünsche ... und da sind weniger wichtige Wünsche ...

und du lässt es zu ... dass deine Wünsche klarer werden ... jetzt ...

und so bekommen besonders diejenigen mehr Klarheit ... und vielleicht auch Farbe ... die dir besonders wichtig sind ... auch wenn sie sich wie Träume anfühlen oder aussehen mögen ...

und du lässt sie immer klarer werden ... und deutlicher ...

und wenn du dir klar geworden bist ... und das kann auch unbewusst sein ... welche Wünsche dir besonders wichtig sind ... wählst du erst einmal einen von ihnen aus ... und du lässt dir die Zeit, die du brauchst ... um mit einem guten Gefühl zu wählen ...

jenen Wunsch, von dem du gerne hättest, dass er sich erfüllt ... wählst ihn aus und setzt ihn ganz sanft ... und ganz sicher ... wie der Wind die Blätter ... in den weichen Duft eines Rosenblattes, das auf dem Wasser schwimmt ... hinein ...

der Bach lässt ein Glucksen hören ... so, als freue er sich über dein Vertrauen ... und nimmt ihn mit, deinen Wunsch ... der ein eigenes Leben hat ... um ihn seiner Erfüllung entgegenzutragen ...

denn der Bach ist in Wahrheit ein Zauberer ... sobald der Wunsch ihn berührt ... beginnt er zu leben ... beginnt die Entwicklung seiner Bestimmung ...

und der Bach nimmt ihn mit ... deinen Wunsch ... dorthin, wo er verwirklicht werden wird ... der Wunsch ...

und wie du so siehst, wie dein Wunsch sich wohlfühlt beim Bach ... hast du tief in dir das Gefühl ... reicher geworden zu sein ... durch deine Verbindung mit dem Bach ...

deshalb nimmst du dir die Zeit ... und die nötige Ruhe ... einen Wunsch nach dem anderen herauszubilden ... und sie sanft dem Bach zu übergeben ... indem du sie in die Rosenblätter hineinlegst ... denn der Bach ist ja, wie wir wissen ... in Wahrheit ein Zauberer ... der sie mitnimmt ... die Wünsche ... dorthin, wo sie Wirklichkeit werden ...

und so kannst du dich zurücklehnen ... auch innerlich ... das Wissen von Ursache und Wirkung sich ausdehnen lassen ... die innere Ruhe zulassen ... und die Dinge so geschehen lassen ... wie sie gut für dich sind ...

und nachdem die Wünsche unterschiedlich lang mit dem Bach unterwegs waren ... haben sie sich entwickelt ... sind reif geworden ... und haben unterwegs so oft das Läuten von Glocken gehört ... das Rauschen des Windes in den Bäumen ... und andere Stimmen in der Natur ... sind anderen Wünschen begegnet ... haben sich unterhalten ... und gelacht ...

und je weiter dein Wunsch sich entwickelt hat, desto leichter ist er geworden ... und wenn er dann leicht genug geworden ist ... nimmt der Wind ihn in seine Hände ... wie eine Feder ... oder wie einen bunten Schmetterling ... und trägt ihn hinauf ...

und so reist er noch einmal seine Zeit ... durch die Luft ... zurück zu dir ...

und die Wege mit dem Wind sind nicht immer die kürzesten ...

und jeder Wunsch ... hat so seine eigene Zeit ... die er braucht ... zur Verwirklichung ...

und der Wind nimmt ihn mit ... mal rauf, mal runter ... und trägt ihn hin zu dir ...

und irgendwann ist der Wunsch dann wieder bei dir ... und er kann sich dann erfüllen ... es hängt nur noch von deiner Entscheidung ab ... ob du das dann noch immer willst ...

und tief in dir hast du dann die Freiheit ... dich zu entscheiden ... ob du ihn annehmen willst ... so, wie er sich entwickelt hat ... und ob es wirklich das ist ... was du willst ...

und so trifft über die Zeit ... getragen von Bach und Wind ... ein Wunsch nach dem anderen ein ... den einen nimmst du an ... wodurch er sofort wirklich und wahr wird ... den anderen lehnst du ab ... weil er nicht mehr aktuell ist ... oder weil du dich inzwischen verändert hast ... oder aus irgendeinem anderen wichtigen Grund ...

und so wirst du dann ... nachdem du all die Wünsche, die dir im Moment wichtig waren ... dem Bach übergeben hast ... und sich der eine oder andere vielleicht auch schon seiner Erfüllung nähert ... und du ausgeruht und gesättigt bist ... diese Dinge für den Moment auf eine gute Art abschließen ...

ruhig und kraftvoll ... auf deine Art ... wieder zurückgehen ...

vielleicht trinkst du noch einmal von dem wunderbar frischen Wasser des Baches ... und lässt dich auf diese Weise beschenken vom Zauberer ...

wohl wissend, dass da noch Wünsche unterwegs sind zu dir ... die dich zu ihrer Zeit erreichen werden ... unabhängig von Zeit und Ort ...

schließt jetzt diese Dinge für den Moment ab ... und kehrst in deiner eigenen Geschwindigkeit wieder hierher zurück ... in diesen Raum und in diese Zeit ...

und wirst beim Öffnen deiner Augen wieder vollständig integriert und wach ...

Ein normales Blatt

Es ist entlastend, nicht außergewöhnlich sein zu müssen, die eigene Normalität zu akzeptieren, sich in ihr auszuruhen und darin vielleicht sogar etwas Besonderes zu entdecken.

... und an den Ufern eines Flusses ... lebte ein kleiner Baum ... er war noch nicht so alt ... vielleicht dreißig oder vierzig Jahre ... und das ist nicht alt für einen Baum ...

und nachdem es wieder Frühling geworden war ... entwickelten sich seine Blätter ... schöne, weiche Blätter ... hellgrün ... fast gelb ... glatt und glänzend ... sie waren dazu bestimmt, die Sonne aufzunehmen ... ihre Wärme ... und ihr Licht ...

den Regen ... und den Tau der Nacht ...

und auch Wasser abzugeben ... zu anderen Zeiten ...

und eines dieser Blätter ... war ein besonders durchschnittliches Blatt ... es war besonders normal ... dieses Blatt ... und so lebte es auch sein ganz normales Leben durch den Frühling hindurch ...

es wurde größer und kräftiger ... sein Grün dunkler ... seine Oberfläche rauer ... es ließ sich vom Wind streicheln ... und bewegte sich harmonisch ... im Einklang mit den anderen Blättern ... und beim gemeinsamen Rauschen im Winde ... hatte dieses Blatt eine ganz normale Stelle ... und so lebte es in den Sommer hinein ... und durch ihn hindurch ... es erlebte heiße Tage ... an denen es beschattet wurde ... und selbst beschattete ... Regengüsse ... von denen es gewaschen wurde ... und laue Sommernächte ... es sah den Fluss an- und abschwellen ... und die Lebewesen im Fluss ... wie sie sich bewegten und ihr Leben lebten ... und ganz normal und gelassen ... ließ es den Sommer über sich ergehen ...

allmählich kam der Herbst ... und mit dem Herbst veränderte es seine Farbe ... es wurde schön eingefärbt ... zum dunklen Grün ... kamen Rottöne ... gelb ... und braun ...

und wenn man in den farbigen Baum hineinsah ... vor einem blauen Herbsthimmel ... man konnte es nicht entdecken ... so normal war es ... es war überhaupt gar nichts Besonderes an ihm ... außer, dass es ganz besonders normal war ...

der Herbst überschritt seine Mitte ... er begann sich dem Winter zu nähern ... und die Zeit des Blattes ging zur Neige ... es wusste davon seit seinem Beginn ... und freute sich seit einiger Zeit auf die neuen Dinge, die nun kommen ... rechtzeitig hatte es angefangen, sich zu lösen ...

an einem schönen Herbstmorgen ... die Sonne schien warm ... die Nebel über dem Fluss hatten sich verzogen ... ließ es sich schließlich fallen ... der Wind nahm es in seine großen Hände ... und trug es sanft hinunter ... auf den Fluss ... dort wurde es zu einem Farbtupfer neben vielen anderen ... der Fluss nahm es gerne mit ... interessiert sah es die vielen neuen Dinge ... rechts und links an den Ufern ... und es freute sich am Schaukeln auf den Wellen ...

und nach langer Reise ... wurde es an den Damm eines fleißigen Bibers gespült ... Vater Biber ging hin ... sah es sich an ... und konnte überhaupt nichts Besonderes an ihm entdecken ... aber er freute sich ... dass dieses Blatt seinen Damm verstärkte ... ohne dass Vater Biber auch nur einen Finger dafür gekrümmt hatte ... und so schlenderte er ... leise vor sich hinpfeifend ... zurück zu seinem Biberschaukelstuhl ... ließ sich mit seiner ganzen Schwere angenehm hineinsinken ... und genoss ... langsam schaukelnd ... die warmen Strahlen der Herbstsonne ...

und weil es gerade die normalen Dinge sind, die uns den Alltag gemütlich machen ... wirst du nun mit jedem Atemzug mehr ... Frische aufnehmen ...

und schließlich wieder gestärkt und wach in diese Realität zurückkehren ... so schnell oder langsam ... wie es gut ist für dich ...

Distanz

Wir kennen das Sprichwort »Den Wald vor lauter Bäumen nicht sehen«. Distanz schafft Überblick. Emotionale Distanz bringt Beruhigung und Kraft. In beiden Fällen können Sorgen sich relativieren, Lösungsansätze leichter gefunden werden.

... und wenn die Ruhe sich in dir jetzt gleich etwas ausgebreitet hat ... kannst du feststellen ... dass, während du ein Geräusch beachtest ... dein Gehirn auch die anderen Geräusche hört ... die du gerade nicht beachtest ... unbewusst jedenfalls ...

wenn du Steine in einen See wirfst ... in einen ganz ruhigen See ... und die Ringe ein Weilchen beobachtest ... die ein Stein verursacht ... wenn er ins Wasser fällt ... so können deine Augen schweifen ... zu den Ringen der anderen Steinchen ... sie sind alle da ... und alle in einer ruhigen Bewegung ...

die Vielfalt einzelner Geräusche ... bildet ... wenn du nicht so genau hinhörst ... etwas wie einen Nebel ... aus vielen verschiedenen oder ähnlichen Geräuschen ... ein Wirrwarr ... mit mehr oder weniger großer Lautheit ... bestimmte Gedanken lösen Gefühle aus, die den Körper bewegen ... wie Wellen ...

und wenn du ganz knapp über der Wasseroberfläche über den See schaust ... auf dem Boden liegend ... eine riesige Welle auf dich zukommen siehst ... die in Wirklichkeit ... vielleicht nur zehn Zentimeter hoch ist ...

und wenn du aufstehst und ein Stück zurücktrittst ... von der Oberfläche des Sees ... so werden die Wellen kleiner ... und die Ringe ...

und es ist noch deutlicher ... wenn du dich irgendwie über den See erhebst ... vielleicht fünf oder zehn Meter darüber schwebend ... dann kannst du viele verschiedene Ringe voneinander unterscheiden ...

denn aus der Distanz ... kannst du die Verschiedenartigkeit in aller Ruhe beobachten ... ohne persönlich betroffen zu sein ... und sie in Ruhe auslaufen lassen ... auf ihrem Weg durch die Welt ...

so, wie der Fisch in schwere Bedrängnis geraten kann ... wenn er in die hohen Wellen eines großen Meeres hineintaucht ... und von ihnen hin und her geworfen wird ... und der gleiche Fisch ... wenn er tief unten im Wasser schwimmt ... die hohen Wellen da oben lediglich aus der Ferne sieht ... sie vielleicht ganz interessant findet ... in ihrer Bewegung ... die unten nicht zu spüren ist ... unbewusst weiß der Fisch sehr genau ... dass es besser für ihn ist ... wenn er unten bleibt ... und so wahrt er den nötigen Abstand ... und schwimmt in Ruhe und Gelassenheit ruhig vor sich hin ...

aber was interessieren dich die Fische im Wasser ... du kannst dich jetzt ein Stück tiefer treiben lassen ... in die Ruhe ... in den Abstand vom Alltag ... die innere Tür zu den Geräuschen ... ein Stück mehr schließen ... und die gedämpfte Stille genießen ... in der dein Unbewusstes wichtige Dinge regelt ... ohne dein Bewusstes damit zu behelligen ...

um dann die Ergebnisse dieses unbewussten Geschehens nutzen zu können ... zur richtigen Zeit ... indem du dich nun wieder sammelst ... und in deiner eigenen Geschwindigkeit wach wirst ... und hierher zurückkehrst ...

Muskelbehörde

Sich vorzustellen, dass es etwas in uns gibt, mit dem unsere Absicht zusammenarbeiten kann, um Spannungen zu lösen, nimmt Verantwortung vom Bewusstsein. Es entlastet und eröffnet neue Wege, mit dem Körper bewusster und differenzierter umzugehen.

... und während du jetzt hier bist, darf ein Muskel nach dem anderen seine Spannung loslassen ... und diejenigen Muskeln, die noch arbeiten, und diejenigen, die immer arbeiten ... können das auf eine den Bedürfnissen angepasste, ruhige Art und Weise tun ... ich weiß nicht ... wie das genau vor sich geht ... wenn ein Muskel sich gründlich entspannt ... ob das Gehirn einfach einen Schalter umlegt ... und dadurch die Spannung aus dem Muskel verschwindet ... oder ob es da eine Instanz irgendwo im Körper gibt ... sozusagen einen Muskelchef oder Abteilungsleiter für die Muskeln ... oder gar eine Muskelbehörde ... von der aus koordiniert wird ... welcher Muskel wann ausruhen darf ... und wie tief ...

vielleicht gibt es da so etwas wie einen Muskeldienstplan ... wir alle haben irgendwo tief in uns drin ... das Wissen ... dass wir es unserem Körper überlassen können ... wie er es anstellt, dass Ruhe sich ausbreitet ... kann uns eigentlich egal sein ... denn es funktioniert ... besonders dann gut ... wenn wir es ihm überlassen ... ihm vertrauen ... auch wenn wir schlafen ...

da gibt es Phasen ... in denen sind wir wunderbar entspannt ... und in anderen Phasen ... da sind verschiedene Muskeln manchmal recht kräftig angespannt ... ohne dass wir bewusst davon wissen ... manchmal sind wir morgens ganz besonders verspannt ... wie gerädert sagt man ... und wir wissen doch nicht ... woher es kommt ... wir haben da so unsere Vermutungen ... unbewusst haben wir auch darüber ein Wissen ...

und es gibt ein Aufwachen ... da fühlen wir uns wie neu geboren ... so, als hätte jemand oder etwas uns Kraft und Jugend eingeflößt, während des Schlafes ... und es wäre schön zu wissen ... wie das funktioniert ... zu wissen, wie das ausgelöst und gefördert werden kann ... welcher freundliche Teil unseres Wesens in uns dafür zuständig ist ... und wie er dazu bewegt werden kann, aktiv zu werden, aber niemand weiß es bewusst ... und niemand weiß von jemandem, der es bewusst weiß ... und doch funktioniert es immer wieder ...

so ist dir vielleicht schon einmal die Frage gekommen ... ob du so manche Ansprüche weiterhin so wichtig nehmen solltest ... vielleicht wärst du jemand anderes ... würdest du dich sein lassen, wie du bist ... vielleicht würde einiges noch viel besser funktionieren ...

manchmal haben wir das Gefühl ... in ganz besonderen Augenblicken ... dass wir jetzt sicher wissen ... in eben diesem Augenblick ... dass wir auf einer bestimmten Ebene jetzt wissen, wie es funktioniert ... und ein klares Gefühl des reinen Bewusstseins ... erhellt dich in einem solchen Moment ... und du genießt es dann ...

sobald du anfängst bewusst darüber nachzudenken ... wie es funktioniert ... beginnt es zu verschwinden ... dieses Gefühl des Wissens ... nach einiger Zeit ist nur noch die Ahnung da ... etwas gewusst zu haben ... das wertvoll ist ...

noch einige Zeit später ... ist nur noch dieses blasse Gefühl »da war doch mal was« in dir ... und schließlich ... ist auf bewusster Ebene gar keine Erinnerung davon mehr zu finden ... und doch bleibt es unbewusst in dir erhalten ...

auch das funktioniert ...

und so kannst du es deinem Unbewussten überlassen ... diese Dinge auf die für dich richtige Weise abzurunden ... irgendwie ... und genießt dabei noch das Gefühl des Vertrauens in deine Fähigkeiten ...

um dich dann in deiner eigenen Geschwindigkeit wieder hierher zurückzuorientieren ... und wieder ganz wach zu werden ... mit dem Öffnen deiner Augen ... frisch und klar ...

Traumpäckchen

Vielleicht gibt es das ja wirklich: uns gut gesonnene Wesen aus einer anderen Welt, die uns etwas Schönes schenken wollen. Vielleicht ist es dazu einfach nur nötig, dass wir uns aus unseren Vorstellungen der alltäglichen Wirklichkeit lösen, wie wir es jede Nacht im Schlaf tun. Wer kennt nicht die wunderbare Wirkung eines schönen Traums, der mit der Realität nichts zu tun hatte, bevor er geträumt wurde, dann aber eine starke verändernde Kraft entwickelt.

... und ich weiß nicht ... auf welche Weise ... du es merkst ... dass die Ruhe sich in dir ausbreitet ... über die vielen Muskeln und Zellen des Körpers ... wie eine ruhige Farbe sich darüber legt ... und dir so die

Gelegenheit gibt ... etwas anderes wichtiger werden zu lassen ... so, wie ein Kind einschläft abends ... geborgen im Elternhaus ...

das warme und weiche Bett genießt ... und die Ruhe ... den Schutz ... durch die vertraute Umgebung ... und die Menschen, die es lieben ... und so kann die Liebe sich ausbreiten über ein schlafendes Kind ... wie eine federleichte ... warme Decke ...

und es beginnt zu träumen, dieses Kind ... im Traum ist es bei einem anderen Kind ... sie sitzen beieinander und sind fröhlich und ausgelassen ... das andere Kind erzählt unserem etwas ... und unser Kind lauscht ganz gebannt und offen für die Dinge ... die ihm da geschildert werden ...

und so erzählt denn dieses andere Wesen ... dass es zwei Welten gibt ... und dass die eine Welt, nämlich unsere, nichts weiß von der anderen ... und dass die andere Welt wohl weiß von unserer Welt ... und dass immer nachts, wenn wir uns der tiefen Ruhe und Geborgenheit des Schlafes anvertrauen ... die Bewohner der anderen Welt aufstehen ... und dass bestimmte Bewohner dieser anderen Welt ... sehr freundliche, sehr gütige Bewohner ... große Vögel zu Freunden haben ... auf die sie abends aufsteigen ... mit einem Sack, in dem lauter kleine Päckchen liegen ... und mühelos ... trägt dieser Vogel seinen Begleiter nach oben in die Luft ...

das Kind lauscht interessiert und offen den freundlichen Worten des anderen ... während es ruhig schläft ... in der Geborgenheit der Decke ... der Liebe ... und wenn sie in der Luft sind ... der Vogel mit dem Begleiter ... dann sehen sie unter sich die vielen Menschen in ihren Betten liegen und schlafen ... und sie werfen jedes Mal, wenn sie einen Menschen erreichen ... an einem kleinen Fallschirm zwei Päckchen hinunter ... diese Päckchen segeln herunter ... auf die Schläferin oder den Schläfer zu ... ein Stück über dem Nachtlager öffnet sich das Päckchen ... entfaltet sich zu einem farbigen Kreis ... alle Farben gibt es in diesem Kreis ... und doch sind sie sehr unterschiedlich verteilt ...

die Stimmung des Schläfers ... hat einen Einfluss auf den runden farbigen Kreis ... auf seine Entwicklung ... denn der Kreis ist ein Traum ... den der Schläfer geschenkt bekommt ...

wenn seine Stimmung eine fröhliche ist ... wird ein fröhlicher Traum daraus ... mit frohen, lachenden Farben ... der Kreis strömt seine Kraft hinein in den Schläfer ... und das, was dem Schläfer als Traum erscheint ... ist eine Kraft ... die in ihn einströmt ... ihn ausfüllt ...

und jeder Schläfer ... ist manchmal traurig ... deshalb entwickelt sich der Kreis dann anders ... und auch die Farben geben ihm Kraft ... dem Schläfer ...

so sind es die Stimmungen der Schläfer, die bestimmen, wie die Träume werden ... und manchmal ... wenn der Traumwerfer da oben sieht ... dass ein Kreis zu dunkel wird ... so wirft er noch ein Päckchen hinterher ... ein Wunderpäckchen ... das nur hell werden kann ... das sind dann diese wundersamen Träume ... die wir manchmal haben ... die wie besondere Geschenke anmuten ...

so bekommt jeder Schläfer jede Nacht seine Päckchen ... die sich entfalten ... zu farbigen Kreisen ... die sich anpassen ... den Stimmungen ... den Wünschen der Schläfer ... und die uns immer Energie und Kraft geben ...

und für die Traumwerfer ... sind die Päckchen keine Träume ... für sie sind es Wirklichkeiten ... deshalb nennen sie ihr Tun untereinander auch »Wirklichkeiten-Schenken« ... vielleicht liegt es daran ... dass wir, wenn wir träumen ... oft nur schwer oder gar nicht erkennen können ... dass wir träumen ... und die Kinder freuen sich aneinander ...

unser Kind verabschiedet sich von dem anderen ... denn der Morgen naht ... und sie versprechen einander ... sich in der nächsten Nacht wiederzusehen ... wenn es passt ... wiederzuhören ... und sie freuen sich ... auf den nächsten geheimen Ausflug zueinander ...

wenn die Mutter hineingeht zu ihrem Kind ... sieht, wie es lächelt im Schlaf ... dann freut sie sich ... weiß, dass es ihm gut geht, dem Kind ... dass es wohl gerade etwas Schönes träumt ...

und so wie dieses Kind kannst du dir vornehmen für heute Nacht ... wenn die Träume heruntergeschwebt kommen ... die schönen, hellen, fröhlichen Farben zu sehen ... geschehen zu lassen ...

nun aber dich in deiner eigenen Geschwindigkeit zu trennen von diesen Eindrücken … sie abschließen für den Moment … und behutsam und vollständig wieder hierher zurückkehren …

Sich mögen

Wer es sich erlauben kann, sich zu mögen, der schätzt dieses einzigartige Gut, das er selbst darstellt. Der schont es und pflegt es. Wer sich selbst mag, dem fällt es viel leichter, andere zu mögen.

… und so kannst du dich sinken lassen … den Körper sinken lassen in seine Schwere … und die Gedanken sinken lassen … auf den Grund … und einfach mal so tun für die nächsten Minuten … als ob du es dir erlauben dürftest … dich zu mögen … so, wie du bist … mit allen sogenannten Stärken und Schwächen …

so, wie die Ruhe sich also ausbreitet im Körper … die Schwere deutlicher spürbar wird, wenn du hineinfühlst … die Wärme die Haut weitet … können deine Gedanken, die sich so den Tag über angesammelt haben, nach unten sinken … so, als ob sie von Gewichten nach unten gezogen werden … oder wie die Luftballons, die, mit Treibgas gefüllt … zuerst steil nach oben steigen in den vielleicht blauen Himmel … dann langsamer werden … bald in einen Schwebezustand übergehen … und schließlich irgendwann … dem Gesetz der Schwerkraft folgend … nach unten sinken … ganz passiv und bedeutungslos werden … noch bevor sie am Boden ankommen und in sich zusammensinken …

und weil dein Atem mit zunehmender Ruhe gleichmäßiger und ruhiger wird … wie die regelmäßige Wellenbewegung auf einem Meer, auf einem See … immer wiederkehrend und stetig … was ein Gefühl der Ewigkeit vermittelt … des Vertrauens in die eigenen Körperfunktionen … können mehr und mehr deiner Gedanken nach unten sinken … dein Kopf wird leichter und freier dabei … das Herz findet seinen ruhigen Rhythmus … durchpulst wohlig den ganzen Körper … dein Unterbewusstes passt es den Bedürfnissen des Körpers an … alle Körperfunktionen werden zunehmend optimiert … ruhig und gleichmäßig und immerfort …

und so sind inzwischen vielleicht schon mehr Gedanken hinuntergesunken als noch herumschweben oder herumtreiben … der Blick nach innen und dadurch auch nach außen wird freier ... vielleicht auf eine schöne Farbe hinter den geschlossenen Lidern ... die zunehmend deutlicher werden kann vor deinem inneren Auge ...

während Wärme im Bauch fühlbar wird ... wohlige Wärme den Bauch pulsierend erfüllt ... wird dein Bauch frei von Spannung, weich und weit ... bei manchem eine angenehme Kühle an der Stirn ... manchmal undeutlich ... manchmal begleitet von einem leichten Kribbeln ... nachdem also die Gedanken abgesunken sind ... bis auf diesen oder jenen, der sich noch einmal vordrängen mag ... wird dein Blick irgendwie freier für das Wesentliche ... und oft wird das Wesentliche erkannt als das, was ständig vor Augen war und doch nicht gesehen wurde ... wie der berühmte Wald, der vor lauter Bäumen nicht gesehen wird ... ich weiß nicht, ob du schon genügend bereit bist ... dieses Wesentliche auch bewusst zu erfassen ... oder ob dein Unbewusstes bereit ist, es dir schon zu zeigen ... während du einfach daliegst ... angenehm schwer auf der weichen Unterlage ... warm eingehüllt von der eigenen Wärme ... oder später zu einem günstigeren Zeitpunkt ...

und ein Wesentliches ist es ... sich selbst zu mögen ... das ist für manche zunächst ein absurder, fremder Gedanke ... sich mögen ist aber auch ein schönes Gefühl ... sich zu mögen heißt auch ... es genießen ... schwer und warm zu sein ... sich mögen heißt auch, es sich erlauben dürfen ... sich abzukoppeln von dem, was das Bewusste sonst wichtig nimmt für den Moment ... angenehm schwer und wohlig warm ... es sich wert sein, für so manchen Moment einfach nur dazuliegen ... ruhig und warm ...

und sich mögen kann auch heißen ... mit den Stimmen der Vögel innerlich mitschwingen zu können ... mit der Bewegung der Blätter im Wind ... so, als würdest du es verstehen irgendwie, welche Bedeutung es hat ...

und sich mögen kann auch bedeuten ... dem Unbewussten den Auftrag zu geben ... jederzeit sorgsam und behütend mit der eigenen Gesundheit umzugehen ... die Wärme im Körper an allen Stellen sich ausbreiten zu lassen, wo sie guttut ... und es ist nicht wichtig, auf welche Weise das geschieht ... denn es ist dir möglich es geschehen zu lassen ... die Adern sich irgendwie entspannen zu lassen ... und die

Wärme pulsierend hineinströmen zu fühlen ... die Haut dehnt sich dabei wohlig aus ... Wärme sich ausbreiten lassen ... denn dein Körper ist es wert ... gesund zu sein ... gerade von dir gemocht und behütet zu werden ... mit der angenehmen Schwere und Wärme der Ruhe ... die dich jetzt einhüllt ...

so kannst du liegen bleiben für den Moment ... und es genießen ... dich zu spüren ... wie die Wärme durch den Körper pulsiert ...

und dann, nachdem du nun so weit bist ... dich in deiner eigenen Geschwindigkeit behutsam und vollständig wieder hierher zurückorientieren ...

Die kleine Bärin

Eine Geschichte, die Hoffnung machen soll, nach jedem Aufwachen den Mut zum erneuten Erkunden der Welt zu haben. Und dabei die Weisheit zu nutzen, die in jedem von uns verborgen ist und darauf wartet, dass wir uns an sie wenden und ihr vertrauen.

... und die Schwere deines Körpers breitet sich aus ... auf der Unterlage ... und es kann sein wie beim Einschlafen ... mit dem Ausatmen sinken lassen ... in den Moment hinein ...

da ist das freudige Gefühl beim Einschlafen ... die Dinge loslassen zu können ... noch nicht im ganzen Körper gleichmäßig ... aber mehr und mehr ... für einige Zeit ... und so außerordentlich wertvoll im Schlaf ist die Freiheit ... zu träumen ... denn im Traum ist alles möglich ...

und die Tiere, die einen Winterschlaf halten ... haben vielleicht sehr ausgedehnte Träume ... nachdem sie sich vom Alltag des Sommers gelöst haben ... und tief eingeschlafen sind ...

da gibt es auch Träume ... in denen sie sich vorbereiten ... auf die Zeit, die da kommt ... nach dem Schlaf ... und so kannst du jetzt einfach nur daliegen ... angenehm schwer und wohlig warm ... dich wohlfühlen in dir selbst ... ganz so, wie du bist ...

und da war einmal eine kleine Bärin ... sie war einige Monate alt ... oder jung ... die tief im Inneren eines Berges mit ihrer Mutter und ihrem

Bruder ihren Winterschlaf hält … und diese drei Fellknäuel bewegen kaum merklich und nur unbewusst ihre Muskeln … die Atmung strömt entsprechend der tiefen Ruhe langsam und sehr gleichmäßig …

und nach vielen Wochen des tiefen Schlafes … geht der Winter irgendwann zu Ende … die kleine Bärin beginnt aufzuwachen … tief im Inneren des Berges in der dunklen Höhle … im warmen Schutz der Mutter und des Bruders … auch der Bruder wacht gerade auf … und sie spüren nach dem langen Schlaf als Erstes das weiche, warme Fell des anderen … genießen die Geborgenheit … sie richten sich langsam verschlafen auf … betasten und begrüßen sich durch zärtliche Berührungen … freuen sich aneinander … reiben sich die Augen … um sich anzupassen an die veränderten Verhältnisse … und sehen einen schwachen Lichtschimmer … am Höhleneingang …

noch sehr unsicher … mit recht ungelenken Bewegungen … nach so langer Zeit der tiefen Ruhe und Erholung … beginnen sie auf allen vieren sich dem Lichtschimmer entgegenzubewegen … spüren den harten Fels unter ihren weichen, warmen Pfoten … hören das Kratzen der Krallen auf dem Felsboden … und nach einiger Zeit … nachdem sie um eine Höhlenbiegung kommen … sind sie geblendet von der Helligkeit des Frühlingstages … die kleine Bärin knurrt unwillig, wendet sich von dem Licht ab … doch sie gewöhnen sich recht schnell an die Helligkeit … schauen hinaus in die Weite der Landschaft … und sehen zum ersten Mal grünes Gras, das nicht mehr von Schnee bedeckt ist …

sie gehen hinaus … und spüren unter ihren Füßen das grüne Gras … und die weiche Erde … ihre Krallen finden Halt im Untergrund … sie betrachten neugierig und noch ganz entspannt die Erde … sie ist krümelig und zerbröselt leicht … sie riechen daran … und nehmen den eigenen Geruch feuchter Erde in ihr Bewusstsein auf … heben sie mit den Krallen auf … leicht lässt sich so ein Loch in die feuchte, lockere Erde graben …

in der warmen Sonne und der klaren Luft … fühlen sie sich wohl … und sie beginnen sich umzusehen … sie entfernen sich ein Stück von der Höhle … fassen alles auf ihre kindlich-neugierige Art an … streifen durch die Sträucher … entdecken zarte Blumen … riechen daran …

und so kommt die junge Bärin nach einiger Zeit an einen Baum ... oben über ihr ... nicht allzu hoch hängt eine süße Frucht ... intensiv rot und gelb gefärbt ... von der sie aus ihrer inneren Weisheit heraus weiß ... dass sie ihr guttun wird, wenn sie sie isst nach dem langen Schlaf ... und sie riecht sie ... möchte sie haben ... der Hunger meldet sich heftig ... sie versucht sie von unten zu erreichen ... steht wie gewohnt auf allen vieren ... strengt sich wirklich an ... aber sie kann sie nicht greifen mit ihrer Schnauze ... nach einigen Versuchen klettert sie hinauf auf den Baum ... hangelt sich auch einigermaßen geschickt hinüber in die Nähe der Frucht ... aber der Ast ist zu dünn, zu schwach, er biegt sich immer mehr nach unten ... und bald fällt sie hinunter, direkt unter die Frucht ... und der Ast schwingt wieder nach oben ... sie ist ihr ganz nah, hat ihren Geruch in der Nase und doch ist sie unerreichbar ... und sie klettert wieder hinauf und fällt wieder herunter ... und ausdauernd wie sie ist ... versucht sie es immer wieder ... bis ihr der Körper an einigen Stellen wehtut ... sie setzt sich an den Baum ... frustriert und sehnsüchtig betrachtet sie die Frucht und weiß nicht weiter ... ermattet von den vielen Anstrengungen und von ihrer Enttäuschung schläft sie schließlich ein ...

einige Zeit später wacht sie auf ... und mit der traurigen Gewissheit, auf den Leckerbissen verzichten zu müssen ... stellt sie sich noch einmal auf allen vieren unter die Frucht ... schaut hinauf ...

und ohne zu denken ... richtet sie sich unvermittelt auf ... und merkt erstaunt ... dass sie auf zwei Beinen stehen kann ... und so mit Leichtigkeit an die süße Frucht kommt ... die hervorragend schmeckt, saftig und süß ihre Kraft abgibt ...

und mit dieser unerwarteten, freudigen Erkenntnis ... auch auf zwei Beinen stehen zu können ... geht sie mutig weiter ... tollt mit ihrem Bärenbruder über die Wiese ... begegnet vielem Neuen ... richtet sich immer wieder auf ihren Hinterbeinen auf ... und wird so auch in dieser Haltung geschickter ... erprobt und festigt ihre neu gefundene Fertigkeit im Spiel ...

auf den Ruf der Mutter trotten sie zurück zur Höhle ... hinein in die Geborgenheit der Dunkelheit ... die Augen sehen zunächst nichts mehr ... aber ihre Nasen und ihr Gefühl für die Höhle ... führen sie sicher zurück zur Wärme der Mutter ... in ihren warmen Schutz ... und nach diesem ungewohnten Abenteuer ... schmiegen sie sich wieder an ... um schnell einzuschlafen ... sinken tief hinab ... in die Geborgenheit und die Ruhe des tiefen Schlafes ... in der eigenen Schwere und Wärme ...

und sie träumen von grünem Gras ... und vom Geruch der Erde ... und wie sie sich anfühlt ... wenn sie in der Pfote zerbröselt ... und die junge Bärin träumt von Bäumen voller Früchte ... die sie nun alle erreichen kann ... auf ihren Hinterpfoten stehend ...

und irgendwann ist auch ein Winterschlaf zu Ende ...

deshalb sammelst du dich jetzt ... bringst Erfrischung und Erneuerung mit ... während du in deiner eigenen Geschwindigkeit ... so schnell oder langsam, wie es gut für dich ist ... behutsam und vollständig hierher zurückkehrst ... in diesen Raum und in diese Zeit ...

Regenbogen

Oft können sich Wünsche nur dadurch erfüllen, dass wir aufhören, ihnen nachzulaufen. Loslassen als Voraussetzung für erwünschte Veränderungen. Dann wachen wir auf und wissen, etwas Wesentliches hat sich verändert. Es gibt da etwas, dem wir vertrauen können, auch wenn wir es nicht sehen und anfassen können.

... und während du so daliegst ... angenehm schwer und wohlig warm ... kannst du dir vorstellen ... dass da vor einiger Zeit Kinder liefen ... in einer weiten Ebene ... durch hohes Gras ... das Gras streichelte ihre kleinen Hände, ihre Beine ... die voller Leben und Spannung waren im Erleben ihres Spiels ...

die Kinder spürten die Berührung in diesem Moment vielleicht nicht bewusst ... es mag sein, dass das eine oder andere sich später ... zu einer ganz anderen Zeit ... an das leichte Streicheln der Gräser erinnerte ... es war ein schönes Spiel ... das die Kinder spielten ... sie freuten sich ... wie das fast nur Kinder können ... berührten sich lachend ... rannten hintereinander her und standen wieder ... im natürlichen Fluss der Bedürfnisse ihrer kleinen Körper ... riefen sich mit hohen Stimmen etwas zu ... während der warme Wind Wolken über sie hinwegtrieb ... zwischen den Wolken schickt die Sonne helle Strahlen zu ihnen hinab ... hüllt sie freundlich ein ... ist über ihnen und um sie herum ... und freut sich ... dabei sein zu dürfen bei ihrem Spiel ...

in einiger Entfernung ist ein Regenbogen zu sehen ... der im Zusammenspiel von warmem Sonnenlicht und Regen entsteht ...

und als er intensiv wird in seinen Farben ... entdecken ihn die Kinder mit Staunen und Freude ... sie möchten zu ihm hinlaufen und rennen schnell durch das Gras ... jeder versucht der Erste zu sein ... sie halten eine ganze Weile durch ... mit der Zeit aber werden sie langsamer und langsamer ... bleiben schließlich stehen ... mit der Einsicht, dass sie ihm nicht näherkommen ... einen kurzen Moment ist das eine oder andere Gesicht traurig ... das vergeht schnell ... wie fast immer bei Kindern ... wechselt einen Moment zu Nachdenklichkeit ... bald drehen sie sich um ... schlendern zurück ... streifen mit ihren Füßen das Gras ... treten hier und da in die weiche Erde eines Maulwurfhügels ... und so spielen sie noch eine Weile ... schauen immer mal wieder zu diesem schönen farbigen Bogen ... der auf der Erde beginnt ... den Himmel berührt ... und wieder zur Erde zurückkehrt ... der so nahe scheint und doch unerreichbar ist ...

und am Abend gehen sie nach Hause ... hungrig und müde vom Spiel in der frischen Luft ... mit angenehm schweren Beinen legen sie sich zur rechten Zeit in ihre Betten ... in der Nase den Geruch der Bettdecke ... nach Geborgenheit, Schlaf und schönen Träumen ... fühlen dabei die eigene Schwere ... und die wohlige Wärme des Bettes ... und lassen sich so mit einem glücklichen Lächeln ... in der Erinnerung an das schöne Spiel ... sanft hineinfallen ... in die bekannte Tiefe ... in das Reich des Schlafes ... in die Geborgenheit in ihrem Inneren ... und sie freuen sich noch im Einschlafen auf den morgigen Tag ... auf das neue Spiel ... Bilder- und Wortfetzen von vorhin tauchen auf ... und irgendwann legt die sanfte Decke des Schlafes ... sich über ihr Bewusstsein ... und sie schlafen tief ein ... und erholen sich, ohne es bewusst zu steuern, unmerklich und gründlich ...

und während das Kind so schläft ... und im Moment vielleicht träumt ... von seinen Freunden und Freundinnen ... kommt draußen lautlos der Regenbogen näher ... und hüllt das Haus mit seinen Farben ein ... und ganz innen in den Farben ... in dem Haus ... schläft das Kind in seinem Bett tief ... einen ruhigen, erholsamen Schlaf ... und der Regenbogen hüllt das Kind mit seinen Farben ein ... und ohne dass das Kind es bewusst weiß ... erfüllt der Regenbogen ihm seinen Wunsch ... und umgibt ihn mit seinen Farben ...

er lässt sich berühren ... lässt die geheimnisvolle Wirkung seiner Farben sich entfalten ... zum Guten des Kindes ... taucht das Gesicht, den Körper des Kindes in ein warmes Licht ... und auf unbewusster Ebene fühlt das Kind ... eine helle Wärme ...

der Regenbogen hüllt es ein ... in sein Gelb ... und Rot ... und Blau ... und abwechselnd in jede seiner Farben ... ganz so, wie es dem Kind guttut ... alle Farben entfalten dabei ihre spezielle gute Wirkung für das Kind ... tagsüber konnte es nicht zu ihm gehen ... und so kommen die Farben nachts zu ihm ... die Farbe verstärkt sich oder schwächt sich ab ... unterstützt oder dämpft ... je nach der Eigenschaft der Farbe ... und den Bedürfnissen des Kindes ... Rot gibt Kraft ... Blau unterstützt Weite und Klarheit ...

nach ausreichender Zeit wandert der Regenbogen weiter ... zu den nächsten Kindern ... erfüllt jedem seinen Wunsch vom Nachmittag, ihn zu erreichen ... und tut ihm gut auf allen Ebenen ...

am nächsten Tag sehen sie ihn draußen wieder ... in der Pause eines ihrer Spiele ... sie halten inne ... und während sie ihn freudig betrachten ... stellen sie eine Verbindung zu ihm her, unmerklich ... fühlen eine seltsame, rätselhafte Vertrautheit mit ihm ... und obwohl sie sich dieses Gefühl bewusst nicht erklären können ... fühlen sie sich wohl in diesem unsichtbaren Verbundensein ... genießen es ein ausreichendes Weilchen ... während sie in sich selbst versunken dieses gute Gefühl sich ausbreiten lassen ...

und spielen schließlich weiter ... freudig gestärkt von der Verbindung ... die durch die Brücke der unbewussten Erinnerung möglich wird ... und so kannst du dieses Bild genießen ...

bis es für dich jetzt zunehmend in Ordnung ist ... dich davon zu lösen ... dich zu sammeln ... und in deiner eigenen Geschwindigkeit wieder hierher zurückzukommen … um dich auf deine nächste Begegnung mit einem Regenbogen zu freuen … und jetzt hier wach und klar wirst … mit dem Öffnen deiner Augen …

Tropfsteinhöhle

Eine weitere Geschichte, die helfen kann, sich aus der Enge der eigenen Realität zu lösen und die Dinge einmal anders zu betrachten. Vieles wurde früher (und früher kann gestern gewesen sein) als unmöglich bezeichnet, das heute selbstverständlich ist. Ideen können nur in Freiheit wachsen, die sie brauchen wie Pflanzen das Licht.

… und während du es vielleicht schon jetzt … ein Stück weit genießen kannst … deinem Unbewussten zu vertrauen … denn es hat schon so vieles zu deinem Besten geregelt in deiner Vergangenheit … können wir in der Vorstellung zusammen in eine Tropfsteinhöhle gehen … in das Innere eines Berges … irgendwann übertreten wir die Schwelle … zwischen dem hellen Draußen … und dem dunklen Drinnen … wenn man im Sommer von draußen hineingeht in die zunächst dunkle Tiefe der Höhle … von der Hitze draußen … so kommt man in eine angenehme Kühle … sobald man ein paar wenige Schritte gegangen ist … und diese angenehme Kühle lässt deinen Kopf freier werden …

und wenn man im Winter hineingeht … vielleicht bei null Grad und Schneetreiben … so tritt man ein in eine milde Wärme … und diese wohlige Wärme lockert deine Muskeln … und deine Gedanken … denn die Temperatur tief innen in der Höhle ist immer konstant … gleichgültig, ob draußen Winter mit Schnee und Eis … oder Sommer mit brütender Hitze oder Gewitter ist … deshalb haben diese Höhlen schon in grauer Vorzeit … den Menschen und Tieren zuverlässig … Sicherheit und Schutz vor dem Wetter geboten … und vor den Veränderungen der Jahreszeiten … und so können wir ein Stück hineingehen … in die Tropfsteinhöhle … kommen zunächst in einen gewundenen Gang … der uns tiefer hineinführt … und je weiter wir uns vom Eingang entfernen … desto tiefer wird die Ruhe …

wir haben einen zuverlässigen Führer dabei … der die Höhle kennt … er weiß, wo es langgeht … dem wir vertrauen können … deshalb kannst du dich jetzt ein Stück weit deinen inneren Bildern und Empfindungen überlassen ... du kannst vielleicht den Hall deiner Schritte hören ... während der Höhlenführer etwas von der Geschichte der Höhle erzählt ... dass sie schon seit Tausenden von Jahren von Menschen genutzt wird ... und er erzählt etwas von verschiedenen Bevölkerungsgruppen ... über die verschiedenen Kulturen ... ihre Kleidung ... ihre Nahrung ... ihre Lebensgewohnheiten ... mit einem Ohr hörst du vielleicht zu ... während das andere Ohr die Geräusche der Höhle erlauscht ...

in früheren Zeiten hat sie vielen Menschen Schutz geboten ... vor der Witterung ... vor wilden Tieren ... und vor Feinden ... das ist für unser Zeitempfinden schon so lange Vergangenheit ...

du siehst Tropfsteine mit ganz unterschiedlichen Formen und Farben ... je nachdem, wo die Höhlenbeleuchtung ihr Licht hinstrahlt ... manche Steine tropfen schneller als andere ... und da ist einer an der Decke ... er tropft auffallend schnell auf einen der unter ihm ist ... und der ihm schon recht nahe gewachsen ist ... für die Begriffe der Höhle ...

einander nahe zu sein bedeutet in dieser Welt ... noch Jahrtausende auseinander zu sein ... denn für die Tropfsteine gelten andere Zeitbegriffe ... und so kannst du ihm zuschauen ... diesem Tropfstein ... wie er einen Tropfen nach dem anderen fallen lässt ... und wie jeder Tropfen anders unten aufprallt ... auseinanderspritzt in viele kleinere Tröpfchen ... und seinen für das Auge zunächst nicht erkennbaren Anteil an Kalk ablagert ... und so zum steten Wachstum beiträgt ... du kannst dich ein Stück weit versenken in diese Betrachtung ... mit den Augen sehen ... wie es fast vollkommen gleichmäßig tropft ... die Tropfen wachsen und werden dicker ... um dann ... nachdem sie ein bestimmtes Gewicht erreicht haben ... hinunterzufallen ... und du hörst über deine Augen den Aufprall ... vielleicht ...

so ganz allmählich beginnst du wahrzunehmen ... zunächst vielleicht nur unbewusst ... dass der eine Tropfstein sich mit dem anderen unterhält ... die Töne seiner Worte sind zusammengesetzt aus den Lauten der Wassertropfen ... ein Wort wird durch viele Tropfen gebildet ... deswegen können wir bei normaler Aufmerksamkeit ... die Sprache der Tropfsteine nicht verstehen ... wir müssten sie vielleicht auf ein Tonband aufnehmen ... dieses Plitsch, Plitsch des Wassers ... und sie beschleunigt wieder ablaufen lassen ... um sie dann vielleicht bewusst verstehen zu können ... aber natürlich würden wir sie auch dann nicht verstehen ... und es ist für den Moment sowieso nicht wichtig ... denn irgendwie kannst du dir vorstellen, es zu verstehen ... unbewusst ... was er sagt ... der Tropfstein, zu seinem Gegenüber ...

er hat viel Zeit ... wenn er ein Wort bildet pro Tag ... so kann er doch über vieles sprechen in seinen Tausenden von Jahren, die er lebt ...

sie unterhalten sich, die Steine ... über die kleinen Wesen ... die immer mal wieder zwischen ihnen hin und her huschen ... und nur, wenn jemand lange auf einer Stelle bleibt, dann können sie überhaupt beginnen ... ihn zu sehen ... und so sieht kaum einmal einer dieser Steine einen Menschen ... denn kaum ein Mensch hat die nötige Geduld ... stundenlang auf einer Stelle stehen zu bleiben ... so, wie wir denken, dass die Tropfsteine tot sind ... nur weil wir ihre Worte nicht verstehen ... so wissen die Steine gar nichts von unserer Existenz ... weil sie viel zu schnell vorüber ist ... für die Wahrnehmung der Steine ...

und der Reiseführer erzählt etwas über das Wasser ... das vom Himmel fällt ... durch die einzelnen Bodenschichten sickert ... den Kalk herauslöst ... am Tropfstein hinuntergleitet ... und nach unten fällt ...

und er erzählt etwas über die Zusammensetzung des Wassertropfens ... ohne an Worte zu denken, die da von der Decke platschen könnten ... welch absurder Gedanke für das Alltagsdenken ...

und nach einiger Zeit gehst du den Weg wieder zurück ... zum Eingang der Höhle ... von dort in den Ruheraum in dir ... wo du in tiefem Vertrauen ... in die Fähigkeiten deines Unbewussten ... dich zu erfrischen und zu erneuern und zu heilen, dort, wo es notwendig ist ... einfach nur daliegst ... angenehm schwer und wohlig warm ... und du wirst nun beginnen ... diese Dinge abzuschließen ... in aller notwendigen Ruhe abschließen ...

sammelst dich ... und kehrst dann in deiner eigenen Geschwindigkeit ... wieder hierher zurück ... in die Aktivität dieses Tages ... sodass es dir Freude macht ...

um dich für den Rest des Tages auf einer Ebene wohlzufühlen ... auf der du die schwierigen Dinge mit mehr Abstand und Ruhe beobachten und beeinflussen kannst ... und auf der du die schönen Dinge des Tages mit mehr Beteiligung und Nähe erleben kannst ...

Schneewanderung

Nach einer Wanderung durch eine unwirtliche Landschaft (als Metapher für frustrierende Lebensabschnitte oder ungelöste Probleme), in der die eigene Kraft erfahren wird, kommt der Leser in eine warme Geborgenheit, in der er auch noch unerwartet Hilfe bekommt. Diese Unterstützung kann auch von innen kommen, wie es oft im Traum tatsächlich geschieht. Die Erinnerung an derartige Erfahrungen hat tröstende Wirkung und macht Mut im Umgang mit dem Leben.

... und ich weiß nicht ... ob dein Bewusstes die Dinge jetzt einmal sein lassen kann ... und möchte ... oder ob es sie auf einer anderen Ebene jetzt weiterbearbeiten lässt ... während du zu einer inneren Tür gehen kannst, um sie zu öffnen ... und hinauszutreten ... um dich in einer Winterlandschaft draußen wiederzufinden ... warm angezogen hinausgehen auf einen Berg zu ... den du vor dir siehst ... das Gewicht deines Körpers drückt den Schnee unter deinen Füßen zusammen ... er knirscht ... um dich herum eine schöne Winterlandschaft ... und so gehst du auf deine Art deinen Weg ... auf den Berg zu ... der da vor dir liegt ...

während dein Körper dafür sorgt ... dass dir ausreichend warm ist ... in deiner Kleidung ... und dass deine Muskeln, die dir Kraft geben und dich bewegen ... genährt werden ... und du kannst die Freude empfinden ... in der Energie, die durch dich hindurchfließt ... die es dir ermöglicht, zu gehen ... einen Fuß vor den anderen zu setzen ... du atmest die frische Luft ... die auch deine Wahrnehmungen erfrischt ... und so gehst du ein Stück weit durch den Schnee ... und kommst nach einiger Zeit an den Fuß des Berges ... suchst mit deinen Augen einen Weg hinauf ... und da kein eindeutiger Weg zu finden ist ... gehst du einfach drauf los, so, wie es für dich angemessen ist ... und überlässt es dabei deinem Unbewussten ... die für dich und dein Vorhaben richtige Geschwindigkeit zu wählen ... und du lässt dir Zeit dabei ...

du lässt dich hinauftragen ... von der Kraft deiner Muskeln ... von der Koordination deiner Bewegungen ... um die du dich nicht bewusst kümmern musst ... denn dein Unbewusstes sorgt auch hier für dich ... und die gesunde sauerstoffgesättigte Luft ... füllt deine Lungen ... dein Gehirn verteilt sie in alle Zellen deines Körpers ... und so steigst du den Berg hinauf ... ich weiß nicht ... ob dir klar ist ... was du dort oben erwartest ... auf dem Berg ... ich weiß auch nicht ... ob du weißt, warum du dort hinaufgehst ...

und während du so gehst ... ist die Sonne höher gestiegen ... du bekommst Hunger ... deshalb suchst du dir eine schöne Stelle ... vielleicht auf einem gefällten Baum ... oder auf einem Felsen ... räumst den Schnee darauf beiseite ... setzt dich hin ... packst etwas aus, worauf du jetzt Hunger hast ... und genießt es ... deinen Hunger zu stillen ... während die Sonne dich wärmt ... und die Wanderung von eben noch immer Wärme in dir ausbreitet ... du hörst dabei die Geräusche um dich herum ... vielleicht flüstert der Wind durch einen Nadelbaum mit dir ...

und nachdem du dich ausgeruht und gesättigt hast ... ordnest du deine Sachen ... und gehst weiter ... ungefähr die Hälfte des Berges hast du erstiegen ... du gehst weiter hinauf ... in dem für dich richtigen Tempo ... die Sonne wandert ebenfalls weiter ihren Weg in ihrer Geschwindigkeit ...

es beginnt schon zu dämmern, als du schließlich oben ankommst ... verschnaufend stehen bleibst ... dich umschaust ... du hast einen klaren Blick ... auf den Weg zurück ... und in die weite Landschaft ...

dort, wo die Sonne ist ... ist es noch hell ... der Himmel färbt sich rötlich bis violett ... und auf der anderen Seite, wo jetzt der Schatten liegt ... der Schatten des Berges ... ist es schon fast dunkel ...

deshalb gehst du noch ein Stück weiter ... und kommst zu einer Mulde im Berg ... und in dieser Mulde steht ein Haus ... ein Holzhaus mit rauchendem Kamin ... du näherst dich ihm erfreut ... öffnest die Tür ... trittst ein in die Wärme ... in das Licht ... und wirst lächelnd empfangen ... von jemandem, der am Tisch nahe am Kamin sitzt ... im Kamin lodert ein Feuer, das Wärme verbreitet ... der Tisch ist mit

Brot und Zutaten gedeckt ... ein Teller steht für dich bereit ... so, als ob du erwartet wurdest ... du wirst warm und freundlich eingeladen ... dich an den Tisch zu setzen und zu essen ... du fühlst dich wohl und geborgen dort ... fühlst, dass es gut ist ... so, wie es ist ...

dann, als es Zeit wird dafür ... legst du dich in das Bett, das für dich gerichtet ist ... und schläfst bald einen tiefen Schlaf ... wunschlos geborgen in der Wärme in diesem Holzhaus ... in der Mulde ganz oben auf dem schneebedeckten Berg ... draußen die kalte, klare Luft ... über dem weißen Schnee ...

und einmal in diesem tiefen Schlaf ist es dir ... als würdest du mit dem Bewohner des Hauses ... der schon zeitlos lange hier oben wohnt ... am warmen Kamin sitzen und ihm all die Fragen stellen ... die du bisher noch niemandem gestellt hast ...

und als würde er eine nach der anderen geduldig und ausführlich beantworten ... und es ist ein unglaublich schönes Gefühl ... das du dabei hast ... erfüllt von tiefem Vertrauen und reiner Offenheit ...

denn da ist ein warmes Wohlwollen und tiefe Weisheit ... alles steht dir offen ...

und dieser Moment, in dem du die Gewissheit hast, dass ihr euch unterhaltet ... entschwindet auch wieder in die Tiefe des Schlafes ... während dein Körper sich gründlich erholt ... und du auf anderer Ebene viele Antworten erhältst ...

am nächsten Morgen wachst du auf ... fühlst dich völlig ausgeruht und ausgeglichen ... bist geborgen in dem, was dich umgibt ... alle Fragen sind beantwortet ... und du erinnerst dich für einen kurzen Moment ... an die Ahnung eines wunderschönen Traums ... an einem warmen Kamin zu sitzen und alle Fragen beantwortet zu bekommen ... all die wichtigen Fragen, die dich schon immer bewegt haben ... und wie das so ist nach einem tiefen Schlaf ... Träume werden vergessen ... du frühstückst ... wieder ohne ein Wort zu sprechen ... denn es ist gut so ...

ihr verabschiedet euch voneinander ... du gehst deinen Weg zurück ... durch den Schnee ... und es ist dir, als hättest du eine Sonne in dir mitgenommen ... als hättest du eine Sonne bekommen ... die du nun in dir trägst ... die dich von innen wärmt ... und du gehst deinen Weg zurück ...

kommst schließlich wieder zu deiner inneren Tür ... und wenn du gefragt würdest, warum du dort oben warst ... und was dort war ... du wüsstest es vielleicht nicht ... und es ist gut so ...

und weil das so ist ... kehrst du durch die Tür hierher zurück ... schließt dabei diese Dinge für den Moment ab ... und wirst jetzt in deiner eigenen Geschwindigkeit ... behutsam und vollständig wach ...

Vergessen

Das Vergessen ist eine sehr wichtige Fähigkeit, die oft nicht gewürdigt wird. Es schafft Raum für Neues. Und doch ist das Vergessene nicht wirklich verloren. Es kann wieder ins Bewusstsein zurückgeholt werden – wenn das sinnvoll ist. Das Vergessene wird unbewusst in die Lebensführung integriert.

... und so kannst du, während der Tag auch jetzt seinen Gang nimmt ... die Dinge geschehen lassen ... und ich weiß nicht, wie du das machst ... die Dinge geschehen zu lassen ... und ich bezweifle, dass du es weißt, wie du es machst ... aber ich weiß ... dass du es genauso weißt ... dass es wichtig ist ... nicht immer alles zu wissen ...

denn es ist gut so ... manchmal nicht zu wissen ... in den Jahrzehnten, die du schon lebst ... und leben heißt auch sich spüren ... in dieser Zeit hast du schon sehr viel gehört ... gesehen ... gefühlt ... und anders wahrgenommen ...

und während du dich im Moment ein Stück vom Alltag lösen kannst ... auf deine Weise ... tief und ruhig ... kannst du dir vorstellen, wie alles, was du je gesehen hast ... angeordnet sein kann auf einer weiten Fläche ... vielleicht wie Pflanzen in einer Gärtnerei ... eine Blumenwiese in der Sonne ... oder bunte Blätter auf einem See ... und es ist eine ungeheuer große Zahl ... auf einer Fläche, die du gar nicht übersehen kannst ... und du kannst hingehen zu einer solchen Pflanze ... sie hat ein Türchen, das du öffnest ... du schaust hinein ... und siehst das Ereignis aus der Vergangenheit, das zu ihr gehört ...

und du kannst zu einer anderen Pflanze gehen ... da suchst du vielleicht länger, bis du das Türchen findest ... denn das ist ein Ereignis, das schon länger zurückliegt ... und so gibt es viele Pflanzen mit Türchen, die leicht zu finden sind ... das sind die Dinge, die wir leicht erinnern ... und die Dinge, die wir gar nicht mögen ... drängen sich uns manchmal auf ... zum Glück hat unser Unbewusstes die Möglichkeit, solche Dinge ins Vergessen absinken zu lassen ... das schützt uns ...

und auch an die Dinge, die wir besonders mögen ... erinnern wir uns leichter ... und das tut gut ...

und es gibt Erinnerungen auf dieser weiten Fläche ... deren Bedeutung kennen wir gar nicht ... vielleicht kannten wir sie in der Vergangenheit ... und das ist die weit überwiegende Zahl ... sie stehen rum wie Unkraut ... du kannst sie stehen lassen ... und dich wohlfühlen dabei ... oder dich einmal darauf konzentrieren ... und dadurch mehr und mehr erkennen ... welche Erinnerung das ist ... so kannst du Erinnerungen hervorholen ... und wiedererleben ... wenn du das möchtest ... indem du dich darauf konzentrierst ... das kann ablaufen wie auf einer Leinwand ... dabei sitzt du bequem im Zuschauerraum in einem weichen Sessel und hast wenig mit dem zu tun ... was da vorne auf der Leinwand abläuft ... denn es ist schon alles vergangen ... liegt weit zurück ...

und weil alle diese Erinnerungen irgendwo ihren Sinn haben ... kannst du zwischen den Pflanzen hindurch schlendern ... mal dieses, mal jenes Türchen aufmachen ... länger verweilen bei einer Erinnerung, die dir gefällt ... weggehen von einer, die dir nicht gefällt ... vielleicht sogar auch ein Türchen fester verschließen als vorher ... oder sogar eine Erinnerung für immer in einem See versenken ... denn es ist alles vorbei, was gewesen ist ...

und durch das Verschließen ... kann diese Erinnerung ihren Platz finden ... und ermöglicht dir so, sie zu vergessen ... sodass die Dinge zur Ruhe kommen können ...

einfach vergessen, was da war ... ist bei manchen Geschehnissen das Beste ... wie schon so oft in deinem Leben ... und Vergessen muss etwas so Einfaches sein ... denn wir tun es ständig ... so, als würde alles, was wir so sehen und hören, riechen, schmecken und auch berühren ... eben alles, was uns irgendwie begegnet ... auf die Oberfläche unseres Bewusstseins trifft ... ein Weilchen dort schwimmen ... und dann, wenn es keinen festen Halt, keine Beachtung findet dort oben ... wieder absinken ... in die Tiefe des Vergessens ... wir erkennen vielleicht noch ein Weilchen die Ringe auf der Oberfläche ... wie wenn wir einen Stein hineinwerfen ... die uns sagen »Da war doch irgendetwas« ... irgendetwas war da doch ...

und irgendwann sind auch die Ringe weg ...

dies oder jenes schwimmt auf der Oberfläche ... und es gibt da große, breite und sichere Erinnerungen ... und es gibt kleine ...

und es gibt solche, die sind schon fast versunken ... aber die Vielzahl ist irgendwo unter der Oberfläche als U-Boot unterwegs ... oder liegt längst vergessen auf dem Grund ... und das ist gut so ... denn der Platz obenauf ist begrenzt ... aber der Platz unter der Oberfläche ist fast unendlich groß ... und so sinkt jedes Ereignis irgendwann ... wie ein richtiges Schiff, das nicht gepflegt wird ... irgendwann sinkt ...

andererseits, wenn es auf die richtige Weise geschieht ... kann fast jede Erinnerung auch wieder gehoben werden ... obwohl das oft nicht sinnvoll ist ... und während sie auftaucht ... eine schöne Erinnerung ... ist das Gefühl von damals wieder da ... damals wird heute ... für ein paar Momente ... und man kann diese Erinnerung oben behalten ... und das Gefühl ändert sich ... passt sich an ... während das Schiff renoviert wird ... wird es zu einem anderen ... dem alten nur noch mehr oder weniger ähnlich ...

und du kannst lernen ... dich den schönen oder wenigstens erträglichen und sinnvollen vergessenen Erinnerungen wieder zuzuwenden ... Gesunkenes kann erstaunlich schnell an die Oberfläche des Bewusstseins gehoben werden ... und das ist nur sinnvoll, wenn es dir guttut ... und dein Unbewusstes weiß auch, wie das geschieht ... es kann diesen Vorgang sogar auch trainieren, wenn du das willst ... sodass du dich vielleicht bald darüber wunderst ... wie viel dir wieder einfällt ...

und weil du dich überwiegend unbewusst ... jetzt ein Weilchen beschäftigt hast mit dem Vergessen ... fällt es dir jetzt vielleicht leicht ...

nachdem du wieder etwas Wichtiges darüber gelernt hast ... über diese Ebene des Vergessens ... diese Dinge für den Moment abzuschließen ...

und dich zu sammeln ... und in deiner eigenen Geschwindigkeit wieder hierher zurückzuorientieren ...

Sternenöffnung

Es ist schön, sich vorzustellen, dass es einen Weg gibt an einen Ort, wo alles friedlich ist. Der uns offen steht, wenn wir nach ihm suchen. Den wir vielleicht tatsächlich manchmal auch gehen, wenn wir träumen.

... und selbst wenn es auch gar nicht gesagt wurde ... bereitet sich dein Gehirn schon vor der Ruhe darauf vor ... loszulassen ... und tut es im gleichen Moment auch schon ...

und nachdem der Himmel nachts fast völlig zugedeckt ist ... vom dunklen Mantel der Nacht ... denn jenseits dieses Mantels ist es still und hell ... und dieser Mantel hat Löcher, kleine Löcher ... durch diese Löcher hindurch sieht man die Helligkeit dahinter ... die auf der anderen Seite ist ... diese Löcher werden von denen, die es nicht anders wissen, Sterne genannt ... mit dieser Bezeichnung verbindet sich etwas Geheimnisvolles ... das in scheinbar unerreichbarer Ferne liegt ...

und wenn du dich einem dieser Löcher genügend näherst ... schon so manches Mal war dir das vielleicht möglich ... nachts im Traum ... dich zu lösen vom Boden ... von dieser Realität ... und hinaufzusteigen ... immer tiefer ... hinein in das angenehme Dunkel des schwarzen Mantels ... und näher heran an das helle Sternenloch ... im dunklen Mantel der Nacht ... und so kannst du es jetzt auch tun ... irgendwie ... dich lösen und tief hinein ... hinauf zu einem dieser hellen Sternenlöcher treiben lassen ...

und während dein Körper hier liegt ... in seiner ganzen Schwere ... ruhen darf ... wohlig warm eingehüllt ... kommst du der Sternenöffnung immer näher ... schwerelos schwebst du in die Tiefe ... und erreichst sie irgendwann durch deine unbewusste Steuerung ... schaust endlich hindurch ... und du brauchst vielleicht ein Weilchen, um dich an dieses außergewöhnlich helle Licht zu gewöhnen ...

auf der anderen Seite ist so vieles ... wenn du dich darauf einlässt und hinschaust, entdeckst du Blumen in vielen Farben ... auch Gräser und Bäume verschiedener Größe ... da sind auch Tiere ... alle Tiere, die du kennst, sind dort ... und alles ist ungewohnt friedlich ... ein Löwe liegt ruhig neben einem grasenden Reh ... manchmal unterhalten sie sich miteinander ... und lachen ... und ich weiß nicht ... ob du schon einmal gesehen hast, wie ein Löwe lacht ... und alles ist friedlich und hell ... die Dinge sind anders als gewohnt ... dort ...

auf einmal entdecken sie dich, wie du dort am Sternenrand liegst, den Oberkörper im Licht, die Beine noch in der Nacht ... und eine Antilope löst sich aus der Gruppe ... und kommt zu dir ... zusammen mit einem Wildschwein ... freundlich bieten sie dir an, dir zu helfen ... hindurchzusteigen, durch das Sternenloch, um zu ihnen zu kommen ... und schwerelos wie du dort bist, fällt dir das leicht ... verwundert und auch interessiert gehst du mit ... in das Licht, in die Farben ... und du spürst, dass Wärme dich umgibt ... dich ganz einhüllt ... wohlige Wärme im ganzen Körper ...

und am Himmel steht die Sonne ... denn über dem Mantel der Nacht bleibt die Sonne immer am Himmel ... wärmt die Tiere und Pflanzen ... gibt ihnen Kraft und ein freundliches Wesen ... während sie sich ausruhen da oben ... und ihre Körper unten, in der Stille der Nacht ... sich gründlich erholen ...

und dein anfängliches Zögern ... lässt irgendwann völlig nach ... du hörst und schaust ihnen locker zu ... genießt die Wärme und das Licht ... lässt die friedliche Atmosphäre sich jetzt ausbreiten ... in dich hinein ... in jede deiner Zellen ... im Körper ...

und wenn du dich so umschaust ... siehst du kleine Menschen, die sich zwischen den Tieren bewegen ... irgendwie wirken sie wie Kinder und doch wieder auch anders ... fast durchscheinend ihre Körper ... zart ihre Glieder und freundlich ihre Gesichter ...

es sind nur ganz wenige zu sehen ... und du fragst irgendwann, wer das ist ... und eines der Tiere antwortet dir ... dass es Kinder sind,

Kinder, die unten in ihren warmen Betten schlafen ... denen es noch leichtfällt ... sich von dort unten zu lösen und hinaufzukommen ... damit sie hier oben die Wärme und den Frieden genießen können ...

und wenn sie ihren Eltern morgens davon erzählen ... dann denken die, sie hätten nur geträumt ... und so hören die Kinder irgendwann auf, davon zu erzählen ... und noch später, wenn sie älter werden, denken sie selbst sogar, es sei nur ein Traum gewesen ... dadurch werden sie schwerer ... und verlieren meistens den Zugang zur Öffnung in den Sternen ... außer manchmal nachts im Schlaf ...

und die Kinder dort sind alle ausgeruht ... sie wirken wie Elfen ... du schaust an dir herunter, um zu entdecken, dass du genauso aussiehst, nur größer ... fast durchscheinend die Haut und gesund ...

irgendwann siehst du, dass immer mehr von den anderen weggehen ... zu den Sternenlöchern schlendern ... du folgst ihnen ... schaust durch ein Loch hinunter auf die Erde ... und siehst ganz unten, dass die Nacht inzwischen weitergegangen ist ... der Mantel der Nacht endet dort, wo die Sonne ihre ersten Strahlen in den Morgen hineinschickt ...

die Pflanzen, Tiere und Kinder verabschieden sich lachend voneinander ... mit dem Versprechen, bald wiederzukommen ... lassen sie sich in das Loch hineinfallen und schweben hinunter ... schwerelos ... und lautlos, als farbige Lichtpunkte ...

um ganz tief unten am Boden mit ihrem Körper zu verschmelzen ...

so lässt auch du dich fallen ... und genießt dieses einmalige Gefühl ... schwerelos hinunterzuschweben ... zu deinem Körper ... der sich inzwischen gründlich erholt hat ...

wenn du willst, kannst du unterwegs noch ein paar Saltos schlagen ... in dieser Schwerelosigkeit ... bei dieser seltenen Gelegenheit ...

um dich dann wieder vollständig zu sammeln und zu integrieren ... und in deiner eigenen Geschwindigkeit hierher zurückzukommen ...

Literatur

Alman, B. M. u. P. T. Lambrou (2013): Selbsthypnose. Ein Handbuch zur Selbsttherapie. Heidelberg (Carl-Auer), 11. Aufl.

Bongartz, W. u. B. Bongartz (2000): Hypnosetherapie. München (Hogrefe), 2., korr. Aufl.

Erickson, M. H., E. L. Rossi u. S. Rossi (1986): Hypnose. München (Pfeiffer).

Experimentelle und Klinische Hypnose. Zeitschrift der Deutschen Gesellschaft für Hypnose. Hrsg. von D. W. Timp.

Grinder, J. u. R. Bandler (2007): Therapie in Trance. Stuttgart (Klett-Cotta), 13. Aufl.

Hoffmann, B. (2012): Handbuch Autogenes Training. München (dtv), 19. Aufl.

Hypnose und Kognition. Zeitschrift für die Grundlagen und klinische Anwendung von Hypnose und kognitiver Psychologie. Hrsg. von B. Peter u. C. Kraiker.

Masters, R. u. J. Houston (1984): Phantasiereisen. München (Goldmann).

Peter, B. (1985): Hypnose und Hypnotherapie nach Milton H. Erickson. München (Pfeiffer).

Revenstorf, D. (1999): Klinische Hypnose. In: *Psychotherapie. Psychosomatik. Medizinische Psychologie* 49.

Revenstorf, D. u. B. Peter (Hrsg.) (2009): Hypnose in der Psychotherapie, Psychosomatik und Medizin: Manual für die Praxis. Berlin (Springer), 2. Aufl.

Rossi, E. L. (Hrsg.) (1995–1998): Gesammelte Schriften von Milton H. Erickson, Band 1–6. Heidelberg (Carl-Auer).

Wilk, D. (1998): Die alltägliche Anwendung von Entspannungsverfahren ist abhängig von einer verständlichen und erfahrungsnahen Vermittlung. *Report Psychologie* 11–12.

Wilk, D. (1999): Autogenes Training. Bern (Huber).

Wolinsky, S. (1999): Die alltägliche Trance. Freiburg (Lüchow).

Zeig, J. K. (2006): Meine Stimme begleitet Sie überall hin. Stuttgart (Klett-Cotta), 9. Aufl.

Über den Autor

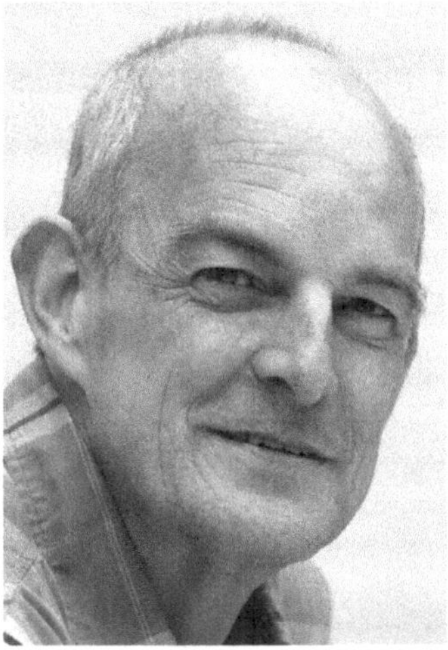

Daniel Wilk, Diplom-Psychologe und Psychologischer Psychotherapeut; Hypnotherapeut (M.E.G.) und Gesprächspsychotherapeut (GWG) mit Weiterbildungen u. a. in Verhaltenstherapie und NLP. Psychotherapeutische Tätigkeit an der Schwarzwaldklinik Orthopädie; vermittelt seit über 30 Jahren autogenes Training und tiefere Entspannungen. Daneben gibt er Fortbildungen in autogenem Training und Hypnose, u. a. für die Deutsche Gesellschaft für Entspannungsverfahren (DG-E). Daniel Wilk ist Autor mehrerer Bücher, darunter *Ruhe wohnt im Augenblick – Vergangenes lassen und leichter weitergehen* (2019), *Auf den Schultern des Windes schaukeln – Trance-Geschichten* (7. Aufl. 2018), *Ein Käfer schaukelt auf einem Blatt – Entspannungs- und Wohlfühlgeschichten für Kinder jeden Alters* (6. Aufl. 2018), *Die Melodie der Ruhe – Trance-Geschichten: Gefühle wahrnehmen und akzeptieren* (4. Aufl. 2021), *Der Fisch, der vom Fliegen träumt – Trancegeschichten für einen anderen Blick auf die kleinen Dinge* (2015).

Kontakt: *www.das-fortbildungshaus.de*
www.daniel-wilk.de

CDs von Daniel Wilk
für mentale und physische Gesundheit

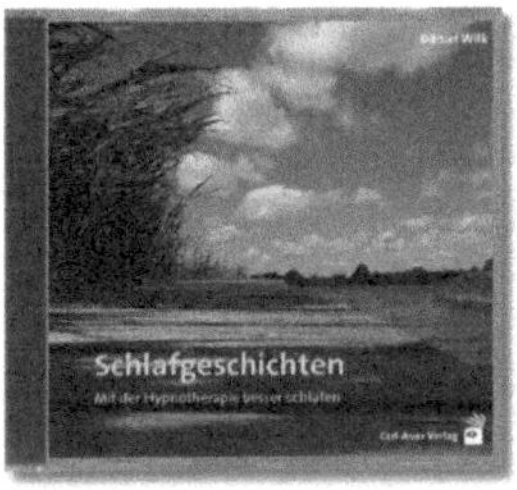

Schlafgeschichten

Mit der Hypnotherapie besser schlafen
1 CD, 64 Minuten
ISBN 978-3-89670-537-2

Die Texte auf dieser CD helfen, leichter in den Schlaf zu finden und wieder aus sich selbst heraus zu spüren, was gut für Körper, Geist und Seele ist. Das unbewusste Wissen darüber, wie der Schlaf gefördert werden kann, wird in den Geschichten auf der CD angeregt, sodass es wie früher gelingt, den Schlaf kommen zu lassen.

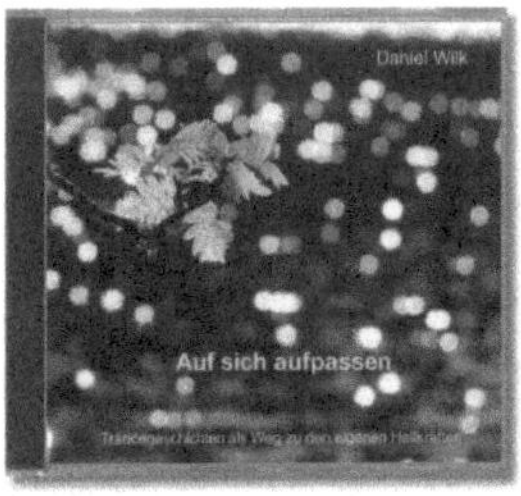

Auf sich aufpassen

Trancegeschichten als Weg
zu den eigenen Heilkräften
1 CD, 76 Minuten
ISBN 978-3-89670-267-8

Mit jedem Hören verbessert sich das Gefühl dafür, was im Alltag belastet und wie sich konstruktive Veränderungen einleiten lassen. So helfen die Geschichten nicht nur, zur Ruhe zu kommen, sondern auch wieder aktiv aus sich selbst heraus ein bewusstes und gesundes Leben zu genießen.

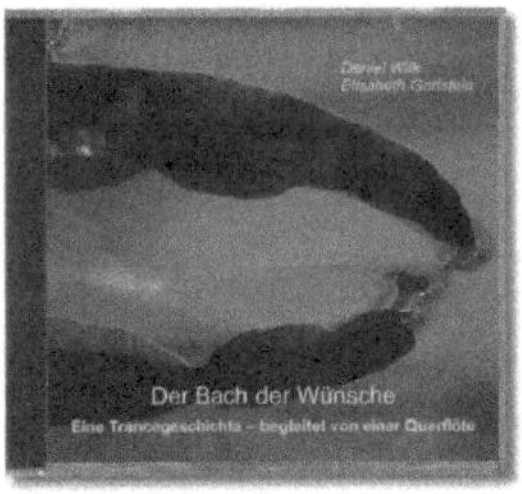

Der Bach der Wünsche

Eine Trancegeschichte –
begleitet von einer Querflöte
1 CD, 54 Minuten
ISBN 978-3-89670-886-1

Die Trancegeschichte auf dieser CD ermutigt dazu, Wünsche zuzulassen – unabhängig davon, ob sie realisierbar scheinen oder nicht. In der Fantasie können Ideen so viel Energie gewinnen, dass sie sich in der Realität gegen alle Widerstände verwirklichen lassen. Anders als der Verstand es signalisiert, gilt das oft auch für solche Träume, die zunächst utopisch schienen.

Carl-Auer Verlag • www.carl-auer.de